JN102263

仕事力
趣味力
アップ
英語塾シリーズ

医療現場の 英語表現

島根県立大学教授
田中芳文

開拓社

この書を、いまは亡き父と母に
　いつも支えてくれる妻と娘たちに捧げる

はしがき

　現代社会では，新聞，雑誌，テレビなどのメディア，あるいは医療現場を舞台にしたノンフィクションや小説などを通して，現代人が医療現場の言語表現に出会う機会が飛躍的に増えている。言語使用域（register）という視点から見ると，医療という専門的な（technical）場で典型的に使用される言語表現が，それ以外の場で生活する現代人の言語生活と密接に関係するようになっていると言える。

　そのような医療現場の言語表現を指す語に **Medspeak**（または **medspeak**）がある。健康，疾病，医療行為などに関して，特に医師が使用する専門的な，または婉曲的な（euphemistic）業界用語（jargon）で，1979 年から使われている語である（*OED*）。具体的には，略語（abbreviation），俗語（slang），頭字語（acronym），新語（neologism）などで，**Medtalk** とも呼ばれる（Segen 1995, Segen 2006）。さらには，医薬品名や医療器具名，固有名詞，引用や諺なども含まれるであろう。

　そのような言語表現と背景文化についての調査・研究を開始してから，長い年月が経過した。その間，『英和メディカル用語辞典』（講談社インターナショナル，2000），『医療英語がおもしろい――最新 Medspeak の世界――』（医歯薬出版，2006），『医療現場の英語辞典』（三省堂，2016）［いずれも共著］などを公刊してきたが，明らかにすべき言語表現は尽きることがない。

　最近では，米国 NBC News（December 1, 2022）で，"Jargon alert: How doctors speak could cause 'harm' for patients"

（「ジャーゴン警報：医師の話し方によっては，患者に『害』が及ぶかもしれない」）というタイトルのニュースが報じられた。米国で実施された調査結果をもとに，医師が使う業界用語のなかには，患者やその家族がしばしば誤解してしまうものがあることに注意を促す内容である。例えば，**impressive** という形容詞は，一般には「強い印象を与える，印象的な，感銘を与える」という意味で，学業でオール A を取るとか，バスケットボールの試合でハーフライン手前からシュートを決めるといった偉業を成し遂げた場合などに使われる。しかし，医師から胸部レントゲン検査の結果について **impressive** と告げられたら，心配すべき気がかりな状態であることを表しているにもかかわらず，そのことを正確に理解している人は，調査対象者の約 21% ほどだったという（本書 **occult** の項も参照）。

　コロナ禍では，"coronaspeak" と呼ばれるコロナ関連の新語がたくさん生まれたが，そのなかには医療関連の語もあり，現在でも使われ続けている。米国のタブロイド紙 *New York Post*（February 13, 2023）が伝えたニュースのタイトル "How to prevent **maskne**, and 13 expert-approved products to treat it"（「マスクネの防ぎ方，及びそれを治療するための専門家が認めた 13 の製品」）に出てくる **maskne** も，その新語のひとつである。**mask** + **acne**（痤瘡）からの造語である **maskne** は，マスクを長時間着用することによって，皮膚に対して機械的に摩擦が生じてできる痤瘡で，専門用語では **acne mechanica**（機械的痤瘡）と呼ばれる。

　本書には，『医療現場の英語辞典』を上梓した後に **Medspeak** を渉猟するなかで新たに出会った語や表現が，アルファベット順に項目を立てて取り上げられている。辞典ですでに取り上げたも

のもあるが，その後の調査で明らかになった点を含めて書き改めている。メディアやノンフィクション作品などで実際に使われている用例も参考にしていただきたい。読者の方々にご教示をいただいて，さらに充実したものにできれば幸いである。

いつもながら，山田政美先生（島根大学・島根県立大学名誉教授）には深く感謝申し上げる。今もなお学問への意欲をかき立ててくださる先生との出会いがあったからこそ，こうして英語の言語と文化を研究する道に進むことができた。

最後に，本書の出版にあたっては，開拓社の川田賢氏にたいへんお世話になった。心より感謝申し上げる。

2023 年 10 月

田中　芳文

目　次

用例中の太字はすべて田中による。

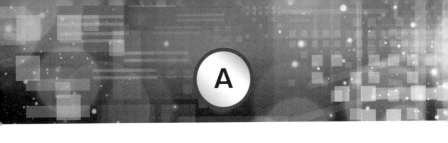

A and O times four

　医学分野の略語辞典に意外と収録されていない略語に **ALOC** がある。**a**ltered **l**evel **o**f **c**onsciousness の略語で，「意識レベル変容」といったところ。錯乱（confusion），傾眠（drowsiness），嗜眠（lethargy），昏迷（stupor），あるいは昏睡（coma）といった意識障害があることを指す遠回しの表現（circumlocution）である（*Taber's* 24）。つまり，婉曲語法（euphemism）と言える。関連して，「変容した精神状態」（**a**ltered **m**ental **s**tatus）の略語 **AMS** もある。

　医師が患者に対して4つの質問（名前，場所，日時や時間，状況）をして，すべて正確に答えられた場合，**A and O times four** という表現が使われる。**A and O** とは **a**lert **and o**riented の略語で，「意識清明かつ見当識正常」ということ。

> If responses to these four questions are correct, the patient is "**alert and oriented times four**" (on the show you may hear, "**A and O times four**"), but patients who are unable to answer some or all of questions have an **ALOC**.
>
> (Alan Duncan Ross and Harlan Gibbs, *The Medicine of ER*. Basic Books, 1996, p. 147)

　もしこれら4つの質問に対する返答が正しければ，その患者は「アラート・アンド・オリエンテッド・タイムズ・フォー」

（番組では「**A** アンド **O** タイムズ・フォー」と聞こえるかもしれない）だが，質問のいくつか，あるいはすべてに答えることができない患者は **ALOC** である。

A and O times three なら質問項目が 3 つである (Segen 2006)。パラメディック（paramedic）が患者の精神状態について述べている場面に出てくる。

On the call report, you write "**A&O×3**" (**alert and oriented times three**), which means the patient is aware of person, place and time.

(Paul D. Shapiro, *Paramedic*. Bantam Books, 1991, p. 201)

　出動要請記録に「**A&O×3**」（アラート・アンド・オリエンテッド・タイムズ・スリー）と書くが，それはその患者が人物（自分の名前），場所，時間について知っていることを意味している。

Stedman's 5 は A&O×3 と A&O×4 について次のように説明する。

A&O×3　　alert oriented to person, place, time
A&O×4　　alert oriented to person, place, time, date

A&O×4 について time と date を別々に両方あげているのは適切ではないと思われる。Dale (2022*b*) が 4 項目を "person, place, time, and reason" としているのがよい。

aged care

　オーストラリアのメディアが伝える記事に **aged care** という語が出てくる。**aged care** は，「高齢者のケア」を指すオーストラリア英語である。形容詞の **aged-care** もある (*MD4*)。同国では，Aged Care Act 1997 という法律が制定されている。

One offender positively identified was involved in a burglary at an **aged care** facility in Brisbane.

(ABC News, 1 March 2023)

　はっきりと身元が特定されたひとりの犯罪者は，ブリスベンの**高齢者ケア**施設で起きた住居侵入に関わっていた。

alarm fatigue

　医療機器が発する大量の警報に対応する医療従事者の感覚が鈍化し，対応の遅れや警報の見逃しや無視が発生する状態を **alarm fatigue** あるいは **alert fatigue** と呼ぶ (*Taber's 24*)。この「警報疲れ」は，重大な医療事故につながる危険性もある。

Some doctors and nurses have been known to tune out—and even turn off—alarms, a phenomenon called "**alarm fatigue**." In 2011, the FDA warned that alarm-related problems contributed to more than 500 patient deaths from 2005 to 2008.

(NBC News, July 27, 2019)

　アラームを消す—それどころかスイッチをオフにする—医

師や看護師もいる，「**アラーム疲労**」と呼ばれる現象がある。
2011 年には，アラーム関連の問題が 2005 年から 2008 年に
かけて 500 人以上の患者の死亡の原因となったと FDA が警
告した。

Ambu bag

Nicholas Cage 主演の米国映画 *Bringing Out the Dead*（『救命
士』）の原作冒頭に，主人公が心拍停止（cardiac arrest）の男性に
心肺蘇生術（cardiopulmonary resuscitation）を施す場面がある。

> Even as I pulled out the **Ambu-bag** I wanted to put it
> back, to sit with the family and pour a few drinks, toast
> the life they remembered, for there was nothing to cele-
> brate in the body whose heart I was supposed to start.
>
> (Joe Connelly, *Bringing Out the Dead*. Warner Books, 1999, p. 3)

> 俺は**機材の入ったバッグ**を引っ張り出したが，そんなものは
> しまって，家族とともに杯を挙げ，俺が生き返らせることに
> なっている心臓の持ち主には，もはや祝うべきことなど何もな
> いので，せめてその生涯を振り返りたかった。
>
> （平井イサク（訳）『救命士』早川書房，2000, p. 10)

患者の換気（ventilation）を助けるために使われる，ゴム製の
袋とバルブとフェイスマスクから成る **BVM**（**b**ag **v**alve **m**ask）
と呼ばれる医療器具の商標名が **Ambu bag**（アンビュバッグ）で
ある。デンマーク Ambu A/S 製。1956 年に開発されたもので，
OED にも収録されており，初出年は 1960 年である。単に
Ambu（または **ambu**）でも使う。**Ambu** は，「入院を必要とし

ない，外来の」の意味の形容詞 **ambulant** の短縮形からと考えられる。artificial **m**anual **b**reathing **u**nit, artificial **m**andatory **b**reathing **u**nit, あるいは **a**ir **m**ask **b**ag **u**nit の頭字語（acronym）であると説明される場合もある。邦訳はなぜか「機材の入ったバッグ」となっている。

この **Ambu bag** が，品詞転換（conversion）によって動詞として使われることがある。

> There, she remembered, a nurses or respiratory thera-pist was already **ambu-bagging** Olson but not doing an adequate job of it, she thought.
>
> (Zibby Oneal and S. Martin Lindenauer, *Paralyzing Summer*. University of Michigan Press, 2016, p. 27)

> 彼女が覚えているのは，そこには看護師か呼吸療法士がいて，すでにオルソンに**アンビュバッグ**で**換気をしていた**が，十分な効果があるとは思えなかったということだ。

このように，商標名が品詞転換によって動詞などとして使われる例は，医療関係の語にもよく見られる。臨時語（nonce word）の場合もあれば，英語文化のなかで定着したものもある。

Band-Aid

日本人にも馴染み深い絆創膏の商標名 **Band-Aid**（バンドエイド）は，「〜対して一時的な解決策を講じる」の意味で使われることがある。他動詞としての初出年は 1972 年である（*OED*）。次の場面では，**Band-Aided** が「バンドエイドを貼った」の意味で形容詞として使われている。

> He himself wore socks to protect his **Band-Aided** feet

...

(Catherine Coulter, *Second Shot*. Berkley Books, 2014, p. 411)

彼は**バンドエイド**を貼った足を保護するために自分でソックスを履いていた［後略］

Betadine

局所用抗感染薬（topical antiinfective）の商標名 **Betadine**（ベタジン）が，過去分詞で形容詞として使われる。

A green cotton cloth serves as a curtain between the patient's head and the action that will take place at the site of her **Betadined** belly.

(Susan Stanley, *Maternity Ward*. St. Martin's Press, 1993, p. 69)

患者の頭と**ベタジンを塗られた**彼女の腹部で行われる治療行為との間を仕切るために，緑色の綿の布がカーテンの役目をしている。

Botox

眉間のしわ取り薬として有名な商標名 **Botox**（ボトックス）は，それ自体が **bot**ulinum **tox**in（ボツリヌス菌毒素）の頭の部分をつなぎ合わせた略語（abbreviation）である。初出年は 1982 年。「ボトックスを使って，人，あるいは身体の一部を治療する」という意味で，しばしば受身で使われる。他動詞としての初出年は 1994 年である。また，次の場面にあるように，**Botoxed** で形容詞として使われる。形容詞の初出年は 1996 年である（*OED*）。

Her eyes were as wide as **Botoxed** lids would allow, sparkling with anticipation.

(C. J. Lyons, *Warning Signs*. Jove Books, 2009, p. 51)

彼女の両目はしわ取りに**ボトックスを使った**瞼の許す限り開かれ，期待で輝いていた。

Dermabond

傷口を閉じる局所用皮膚用接着剤の商標名 **Dermabond**（ダーマボンド）は，「ダーマボンドで接着する」の意味で使われることがある。

We return to pediatrics for a while, with a 15-month-old white male who fell on a toy at home and managed a forehead laceration. This is **Dermabonded** (skin glue).

(Dr. S, *Cold Winter Nights: Another Month in the ER*. Writers Club Press, 2001, p. 92)

私たちはしばらく小児科へ戻って，自宅でおもちゃの上に倒れこんだ生後15ヵ月の白人男児の額の裂傷を処置した。この傷なら（皮膚用接着剤の）**ダーマボンドでくっつけられる**。

Narcan

麻薬中毒に対して使用される麻薬拮抗薬（narcotic antagonist）の商標名 **Narcan**（ナルカン）は，「ナルカンを投与する」の意味で使われることがある。

Police took him to the Scioto County Jail but the jail refused to take him since he'd been **Narcaned** and tased.

(*Scioto County Daily News*, May 24, 2023)

警察が彼を（オハイオ州）サイオト郡刑務所に運んだが，刑務所側は，彼が**ナルカンを投与され**，テーザー銃を使われてい

たため，受け入れを拒否した。

Perc

麻薬性鎮痛薬 (narcotic analgesic) の商標名に **Percocet** (パーコセット) がある。尾部省略 (back clipping) によって **Perc** の形になることがある (*Urban Dictionary*)。さらに，品詞転換によって動詞として使われることがある。

"Bro, say the word. I can **Perc** you up no problem." Beau reached into his pocket. He offered Wil a round, white tablet.

(Karin Slaughter, *The Last Widow*, William Morrow, 2020, p. 369)

「正直に言えよ。**パーコセットがあるぜ，遠慮するな**」ラグナーゼンがポケットに手を入れた。白くて丸い錠剤をウィルに差し出す。

(鈴木美朋 (訳)『破滅のループ』ハーパーコリンズ・ジャパン，2020, p. 428)

Pez

日本でもよく知られているオーストリア生まれのペパーミント風味のキャンディー **Pez** (ペッツ) は，ペパーミントを意味するドイツ語 **Pfefferminz** からである。次の場面では動詞として使われている。

... the EMS workers have made a verb out of the classic candy. Being "**Pezzed**" means being stabbed in the throat.

(J. A. Karam, *Into the Breach: A Year of Life and Death with*

EMS. St. Martin's Press, 2002, p. 127)

［前略］緊急医療サービスの人たちは，その昔からあるキャンディーのブランド名から動詞を造り出した。「**ペッツされる**」というのは，喉を刺されるということを意味する。

Posey

Posey（ポージー）は，患者が転倒したり落下したりしないように抑制するのに使うジャケット型抑制衣の商標名である。次の場面では，邦訳では商標名が消えていてわからないが，「ポージーで抑制する」の意味で使われている。

He was **Poseyed** into the wheelchair, tied in with jacket restraints.

(Anderson, Peggy, *Nurse*. Berkley, 1979, p. 77)

彼は車椅子に**抑制衣を着せられて**縛りつけられていた。

（中島みち（訳）『ナース―ガン病棟の記録』時事通信社，1981，p. 82）

Steri-Strip

傷口を閉じるための皮膚接合用テープの商標名 **Steri-Strip**（ステリ・ストリップ）が，次の場面では動詞として使われている。

The doctor looked at him and decided to **Steri-Strip** him—that is, close the wound with simple paper tape.

(Ellen Metz, *Call It*. Bookbaby, 2018, p. 76)

医師は彼を見て，**ステリ・ストリップする**―つまり，簡単なペーパーテープで傷口を閉じることに決めた。

Stokes

人命救助の現場では，患者を乗せて吊り上げてヘリコプターに

収容するのに，**Stokes**（ストークス）という商標名のワイヤーバスケット型ストレッチャーが使用されることがある。次の場面では「ストークスに乗せる」の意味で用いられている。

"We'll **Stokes** her and we'll ramp her," he suggests.

(J. A. Karam, J. A., *Into the Breach: A Year of Life and Death with EMS.* St. Martin's Press, 2002, p. 115)

「彼女を**ストークスに乗せて**吊り上げよう」彼は提案する。

Vaseline

Vaseline（ワセリン）は皮膚軟化薬（emollient）の商標名（初出年は1874年）であるが，*OED* には，いずれも小文字で，他動詞 **vaseline**（初出年は1891年）と形容詞の **vaselined**（初出年は1942年）が収録されている。

*"Tape does not stick to **Vaselined** gauze."*

(Steve Kelly Grayson, *En Route*. Kaplan Publishing, 2009, p. 84)

「テープは**ワセリンを塗ったガーゼ**にはくっつかない」

ambulance

meat にはスラングで「死体，負傷した人」の意味があり，それを運ぶ **meat wagon** が「霊柩車」（hearse）や「救急車」（ambulance）の意味で使われる。救急車の意味では1910年代から使われており，*OED* にも収録されている。**live meat wagon** と呼ばれることもある（Green 2008）。救急車を指すスラングは多い。

rig は1930年から使われている語である（Kipfer and Chapman 2007）。

We lifted the stretcher into the **rig** and while Ed and I rode in the back, Mrs. McMillan's daughter rode in the front, with Sam.

(Joan E. Lloyd and Edwin B. Herman, *Dial 911*. Ivy Books, 1995, p. 90)

我々はストレッチャーを持ち上げて**リグ**に積み込んだ。そしてエドと私が後部に乗る間に、マクミラン夫人の娘はサムと一緒に前部に乗り込んだ。

bus が救急車を指して使われることもある。1990 年代から (Dalzell and Victor 2013, Green 2008)。あるいは **truck** もあることが次の用例からわかる。

EMS pros say "**bus**" or "**truck**" instead of "**ambulance**."

(J. A. Karam, *Into the Breach: A Year of Life and Death with EMS*. St. Martin's Press, 2002, p. xxii)

EMS のベテランたちは、「**アンビュランス**」とは言わずに「**バス**」あるいは「**トラック**」と言う。

ambulance driver

ambulance driver について、「《米》[**worker** 《英》] 救急車乗務員」(『ジーニアス英和 6』) とある。*OED* に収録されている語で、初出年は 1855 年である。もとは、そして今でも、交戦地帯で負傷兵を病院に搬送する場面で使われることが多い語である。

現在は、救急処置をしながら救急車で病人や負傷者を搬送する専門的トレーニングを受けた者は、**EMT** (emergency medical technician) とか **paramedic** と呼ばれる。*OED* も、現在は

EMT か **paramedic** を使うほうが好まれるとしている。次の用例は *OED* も収録した。

The worst insult that can be hurled at an **EMT** or **paramedic** is to call him an **ambulance driver**.

(Peter Canning, *Paramedic: On the Front Lines of Medicine.* Fawcett Columbine, 1997, p. 17)

EMT あるいはパラメディックに浴びせられる最悪の無礼なことばは，その人をアンビュランス・ドライバーと呼ぶことである。

軽蔑した（derogatory）語であると指摘する用例もある。

"The driver of ambulance," she said, carefully avoiding the derogatory term '**ambulance driver**,' "assists the person who rides in the passenger seat, so I'll assist you ..."

(Caitlyn Armistead, *Crossing the Line.* Flashover Press, 2016, p. 5)

「ザ・ドライバー・オブ・アンビュランスは」軽蔑的な語の『アンビュランス・ドライバー』を注意深く避けて，彼女は言った。「助手席に座る人を援助するので，私はあなたを援助します［後略］」

stretcher bearer について英和辞典には，「担架を運ぶ人」（『ウィズダム英和4』）とか「担架［ストレッチャー］を運ぶ人；《軍事》担架兵」（『スーパー・アンカー英和5』）などがある。*OED* にも収録されていて，初出年 1876 年の用例は「担架兵」である。ストレッチャーを押して運んでいくので，**paramedic** の役割を果たすが，これもやはり好まれない語であることが次の用例からわかる。

These **paramedics** were no longer '**ambulance drivers**' or '**stretcher bearers**' but rather professionals trained to perform a number of advanced procedures and administer a limited number of drugs.

(Tony Bleetman, *You Can't Park There! The Highs and Lows of an Air Ambulance Doctor*. Ebury Press, 2012, pp. 27–28)

これらの**パラメディック**は，もはや「**アンビュランス・ドライバー**」でも「**ストレッチャー・ベアラー**」でもなく，多くの高度な処置を行ったり，限られた数の薬を投与したりするトレーニングを受けた専門職だった。

American Cancer Society

米国のがんによる死亡率減少を伝えるニュースに，**American Cancer Society**（米国がん協会）という団体名が出てくる。

The rate of people dying from cancer in the United States has continuously declined over the past three decades, according to a new report from the **American Cancer Society**.

(CNN, January 12, 2023)

米国がん協会の新しい報告によると，米国のがんによる死亡率は過去 30 年にわたって連続して減少してきた。

この団体名を収録する英和辞典もあるが，「協会」と「学会」のどちらの訳語が適切だろうか。

米国癌協会（略 ACS）　　　　　　　　　　　（『新英和大 6』）

㊕米国癌(がん)学会　　　　　　　　　　　　　　（『コンパスローズ英和』）

米国癌学会《略 ACS》　　　　　　　　　　　　　　（『医学英和2』）

American Cancer Society は，擁護（advocacy），研究，患者支援を通じてがんとたたかう団体で，チャリティーイベントの Relay For Life も有名である。本部は Georgia 州 Atlanta で，略称は **ACS** である。学術研究に重きを置く「学会」よりも「協会」の訳語が適切である。この団体とは別に，**American Association for Cancer Research**（米国がん学会）と呼ばれる「学会」がある。本文は Pennsylvania 州 Philadelphia で，略称は **AACR** である。

Apgar score

Apgar score（アプガースコア）は，新生児の身体の状態を評価する方法で，*OED* にも収録されている。初出年は1964年。考案した米国の麻酔科医 Virginia Apgar（1909–1974）の名前から，つまり冠名用語（eponym）である。一般の人たちが読む雑誌や新聞にも登場する。

Over 17,000 births later, Apgar became known for the "**Apgar score**" (and doctors today still remember the score based on her name: **a**ppearance, **p**ulse, **g**rimace, **a**ctivity and **r**espiration.)

(*Time*, August 29, 2016)

17,000人の赤ちゃんが誕生した後に，アプガーは「**アプガースコア**」で知られるようになった（そして，医師たちは現在でも彼女の名前に基づいてそのスコアを覚えている。つまり，外

見（**a**ppearanc），脈拍（**p**ulse），顔のゆがみ（**g**rimace），活動（**a**ctivity），そして呼吸（**r**espiration）である）。

Many parents know **Apgar** as an acronym for what it measures: **A**ppearance, **P**ulse, **G**rimace, **A**ctivity and **R**espiration. But the score was first named for Virginia Apgar, the gutsy anesthesiologist who, in 1949, scribbled it on the back of a card in a hospital cafeteria that read "Please Bus Your Trays."

(*The Wall Street Journal*, May 26, 2009)

多くの親は，**アプガー**をそれが測定するもの，つまり，外見，脈拍，顔のゆがみ，活動，そして呼吸を表す頭字語として知っている。しかし，そのスコアは，最初は，1949 年に病院のカフェテリアで，「ご自分のトレーは自分で片づけて下さい」と書いてあるカードの裏にそれを走り書きしたバージニア・アプガーという名前の大胆な麻酔科医にちなんで名づけられたものだ。

これらの記事を読んでわかるように，**Apgar** は考案者の名前であると同時に，現在では測定すべき項目の頭文字でもある。すでに存在していた **Apgar** という語を頭字語（acronym）として解釈しなおすことによって，測定項目を暗記するのに役立てている。このように，すでに存在する語を頭字語に仕立てた語をバクロニム（backronym）と呼ぶ。記憶術（mnemonic device）としての役割を果たすものである（Rowe and Levine 2023）。『リーダーズ英和 3』には「逆成略語」の訳語がある。*backronym* は *OED* も収録していて，back＋acronym の混交（blending）による語である。初例は 1983 年。Meredith Williams が同年に *The Washington Post* 紙 (November 8, 1983) の新造語コンテスト（neologism contest）に提出したもので，その際の綴りは *bacronym* であった（Kyff 2021）。

arrest

　ある医学小説に，患者に誤った処置をした新人看護師をベテラン看護師が叱責する場面がある。新人看護師は言い返す。

"... you could have caused him to **arrest**."
"For what? He didn't do nothin' wrong."

(Tyler Cortland, The Nurses. Signet, 1996, p. 87)

「［前略］あなたのせいで彼は**アレスト**したかもしれないのよ」
「何の罪で？ 彼は何も悪いことなんかしてないわ」

　arrest には他動詞で「逮捕する」の意味があるが，医療現場では別の意味で使われることが多い。この場面で，新人看護師は医療従事者でありながら，その意味を知らなかったということになる。自動詞の **arrest** には「停止する」の意味があり，医療現場では「心拍停止（**cardiac arrest**）になる」ことを表す。*OED* の初出年は 1982 年である。

　次のようにこの意味を収録する英和辞典もあるが，心臓麻痺（heart attack）と心拍停止は同義ではないので，「心臓麻痺を起こす」という説明は適切ではない。

〖医〗心停止を起こす　　　　　　　　（『ジーニアス英和 6』）
〖医〗心臓麻痺を起こす　　　　　　　（『コアレックス英和 3』）
（人が）心拍が停止する　　　　　　　（『コンパスローズ英和』）

The most critical are facing imminent death, perhaps

having **arrested** at the scene.

(Alan Duncan Ross and Harlan Gibbs, *The Medicine of ER*. Basic Books, 1996, p. 185)

最も危険な状態の患者たちは差し迫った死に直面しており，ひょっとすると現場で**心拍停止になって**いたかもしれない。

Ativanosis

接尾辞 (suffix) の **-osis** は「状態」の意味の名詞を形成するが，特に病気 (disease)，障害 (disorder)，過多 (excess)，あるいは感染 (infection) を示す医学用語が多い (*OED*)。

ICU と呼ばれる集中治療室 (intensive care unit) に勤務する看護師の経験を語ったストーリーには，この接尾辞 **-osis** を使った **Ativanosis** という語が出てくる。看護師には，病気の名前らしいことだけはわかっている。

"It's **Ativanosis**," replied the doctor.

"What?" I questioned this new disease that I wasn't familiar with.

"**Ativanosis**," he repeated. This time with a big smile on his face.

(Melody M. Stenrose, *Inside the ICU: A Nursing Perspective*. Seaboard Press, 2009, pp. 124-125)

「**アティバノーシス**だな」その医師は答えた。

「え？」私はなじみのないこの新しい病気について尋ねた。

「**アティバノーシス**」彼は繰り返した。今度は満面の笑みを浮かべて。

　抗不安薬（anxiolytic）などとして使われるロラゼパム（loraze-pam）の商標名に **Ativan**（アティバン）があり，『新英和大 6』には収録されている。この **Ativan＋-osis** からできた **Ativanois** は，抗不安薬が十分効いた状態を表す。文字通りは，「アティバン過多状態」といったところである。

attending

　あるミステリー小説に，主人公の女性医師について次のような描写がある。

She was the chief pediatric **attending** in Grady Hospital's emergency room, where students followed her around like puppy dogs ...

(Karin Slaughter, *Broken*. Dell, 2016, p. 41)

いまはグレイディ病院の緊急治療室で小児科の**チーフ**として勤務している。そこでは，学生たちが子犬のように彼女にまとわりついている。

（田辺千幸（訳）『サイレント』（上）ハーパーコリンズ・ジャパン, 2017, p. 53）

「小児科のチーフ」として勤務している女性が，原文では "chief pediatric **attending**" となっている。**attending** とはどんな医師なのか，ヒントはそれに続く "students followed her around like puppy dogs" の部分にある。

　attending とは **attending physician** のことで，研修医（resi-dent）や医学生に対する監督責任のある指導医・教育医の役割がある。*OED* によると，1883 年にはすでにこの意味で名詞とし

て使われるようになった。主人公は単に「小児科のチーフ」でなく，**teaching hospital** と呼ばれる病院の小児科で研修医などを指導する医師であるということになる。名詞の **attending** については，「勤務医，常勤医；主治医」(『医学英和2』) の説明では不十分で，「指導医」も付け加えておくのがよい。

次の場面に出てくる **attending physician** は，邦訳にあるような「助手を務める外科医」ではないということになる。

When Paige walked into the room ... There was an **attending physician**, the anesthesiologist, two residents ...

(Sidney Sheldon, *Nothing Lasts Forever*. Warner Books, 1994, p. 148)

ペイジが手術室に入ったとき［中略］**助手を務める外科医**に，麻酔医，研修医が2人［後略］

(天馬龍行 (訳)『女医』(上) アカデミー出版，1998，p. 208)

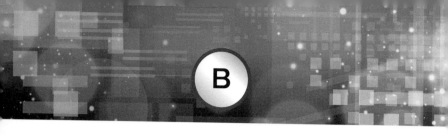

babygram

　米国の新聞 *The New York Times* が，New York の医療センターで，新生児に対する不適切なレントゲン検査が行われていたことを報じた。

The hospital had done the full-body X-rays, known as "**babygrams**," even though they had been largely discredited because of concerns about the potential harm of radiation on the young.

(*The New York Times*, February 27, 2011)

　その病院は，子どもたちに放射線被害を及ぼすかもしれないと懸念されるためかなり疑われていたのに，「**ベイビーグラム**」として知られている全身の X 線写真を撮っていた。

　babygram とは，「赤ちゃんの X 線写真」を指す語である。**baby** + radio**gram**（X 線写真）からの造語。

　次の場面では，「子どもの X 線写真」の意味の **kiddiegram** が出てくる。口語で「子ども」の意味の **kiddie** と radio**gram** からの造語である。

About 30 minutes later, the X-ray tech dropped Bucky's **kiddiegram** on the counter and shook her head.

(Robert Lesslie, *Angels to the Rescue*. Harvest House Publishers, 2017, p. 125)

約 30 分後，その X 線技師はバッキーの**キディーグラム**を
カウンターに落として首を振った。

back school

　米国の病院のウェブサイトを見ていると，**back school** という
語に出会うことがある。例えば，Connecticut 州にある Hartford
Hospital のウェブサイトには，"Back School for Low Back
Pain"（「腰痛のためのバック・スクール」）とある。**back** は背骨
（backbone）とか脊椎（spine）のことで，**back school** とは，脊
椎への損傷の発生や再発を防ぐ目的で実施される教育プログラム
の「背骨学校」を指す語。身体力学（body mechanics）や人間工
学の原理（ergonomic principle）を重視したもので，業界からの
後援を受けることが多いという（*Taber's 24*）。『脊椎脊髄用語 6』
には，**low back school** で「腰痛学級，腰痛学校」が収録されて
いる。

　We therefore have had some sixty years of workplace
programs, and now there are even "**back schools**," which
teach the "correct way to lift," among other things.

　　(Atul Gawande, *Complications: A Surgeon's Notes on an Imper-
　　fect Science*. Metropolitan Books, 2002, p. 119)

　このため，病院は 60 年近く前から職場向けの講座をおこ
なってきたのだが，今では，「正しい持ち上げ方」を教える「**背
骨教室**」を開設している。

　　(古谷美登里・小田嶋由美子（訳）『予期せぬ瞬間　医療の不完全さは乗
　　り越えられるか』みすず書房，2017，p. 118)

banana bag

Dickson（2006）によると，**banana bag**（バナナバッグ）は，総合ビタミン薬（multivitamin）を含む鮮やかな黄色の輸液で，栄養不良の患者に投与されるものであるが，急性エタノール中毒（acute ethanol intoxication），つまり，アルコール中毒の場合にも使われる。**rally pack**（ラリーパック）とも呼ばれる（Adams 2008）。*rally* に「回復する，元気を取り戻す」の意味があることからの命名だと考えられる。

Next, because alcoholics frequently have replaced good nutrition for alcohol, and may be dangerously vitamin deficient, I also requested that she give him a shot of thiamin and hang a "**banana bag**." This was ER jargon for an IV bag containing a salt solution for dehydration and a bunch of water-soluble vitamins. The vitamins color the solution yellow, hence the name.

(Paul Seward, *Patient Care: Death and Life in the Emergency Room*. Catapult, 2018, p. 192)

次に，アルコール依存症の人は十分な栄養をアルコールに取り替えてしまっていて，危険なほどビタミンが欠乏しているかもしれないので，私は彼にチアミンの注射をして，「**バナナ・バッグ**」を吊るすよう彼女に頼んだ。これは脱水症状のための食塩水とたくさんの水溶性ビタミンを含む点滴バッグを指すER のジャーゴンである。ビタミン類が溶液を黄色くしているのでその名前がついている。

baryphobia

　子どもの頃の病的な肥満に対する強迫観念が広まることによって，摂食障害（eating disorder）を抱えた若者の数が劇的に増加しているという記事が，英国の *The Times* 紙に掲載された。

Yet this boy is deeply self-conscious about his appearance and weight—warning signs, say experts, that he is one of a growing breed of youngsters with an extreme fear of obesity known medically as **baryphobia**.

(*The Times*, November 3, 2008)

　それにもかかわらず，この少年は自分の外見と体重にひどく自意識過剰である——それは，専門家たちが言うには，彼が，増大しつつある，医学的には**バリフォビア**として知られている肥満に対する極端な怖れを抱くタイプの若者のひとりであるという前兆である。

　baryphobia は，自分は太りすぎてしまうのではないかという不合理な恐怖を指す語である（*Stedman's 7*）。「重い」の意味の連結形（combining form）**bary-** ＋「～恐怖（症），～嫌い」の意味の連結形 **-phobia** からできた語で，「肥満恐怖症」である。

　連結形 **-phobia** を使った語は，特に現代心理学やその関連分野で造られてきた。医学関連では，化学療法（chemotherapy）に対する恐怖を意味する **chemophobia**（化学療法恐怖症）があげられている（Quinion 2002）。ただし，*Merriam-Webster Online* は，**chemophobia** を "abnormal or excessive fear of chemicals" としており，*OED* もこの「化学薬品恐怖症」の意味の用例を収録している。

baseball stiches

stitch は，suture と同じく「縫合（法）」の意味で使われることがある。

例えば，子宮筋腫を子宮から取り除いて子宮を残す腹腔鏡下子宮筋腫核出術（laparoscopic myomectomy）で使われる縫合方法に **baseball stitch** と呼ばれるものがある。あるいは，帝王切開（cesarean section）で子宮（uterus）を修復する際にも使われる（Segen 2006）。野球のボールの縫い目に似たこの「ベースボール縫合」は，エンバーミング（embalming）の際に遺体を修復するためにも使われる。

The sheet would be tucked up to the chin in order to cover the **baseball stiches** holding together the Y-incision.

(Karin Slaughter, *Fractured*. Dell, 2016, p. 207)

遺体はあごまで白い布で覆われ，Ｙ字切開ののち**ベースボール縫合**した痕を隠している。

(多田桃子（訳）『砕かれた少女』オークラ出版，2017，p. 304)

bedpan alley

患者などが使う「差し込み便器」の **bedpan** と「路地，小路」の意味の **alley** を組み合わせた **bedpan alley** には，米国で「差し込み便器などが滅菌される部屋」，あるいは「病棟」の意味があった（Green 1987）。

New York には，この **bedpan alley** がニックネームとなって

いる通りがある。

  As hospitals consolidated under healthcare networks, Manhattan became the center of acute care—so much so the East Side is sometimes referred to as "**bedpan alley**."

(Queens Chronicle, December 31, 2020)

  病院が保健医療ネットワークの下で統合するにつれて，マンハッタンは急性疾患治療の中心となった―だから，イーストサイドは「**ベッドパン・アリー**」と呼ばれることもあるくらいである。

  1890年代後半にブロードウェイ・ミュージカルの音楽関係の会社が集まっていた地区は，それぞれの会社が楽曲の試演を行っており，まるでブリキの鍋釜でも叩いているような賑やかな状態だったことから，**Tin Pan Alley** と呼ばれた。この連想から，大規模で有名な病院が集まっている通りを，病院で使う **bedpan** との言葉遊びで **bedpan alley** と呼ぶようになった (Lighter 1994)。

bigorexia

  muscle dysmorphia という語がある。*OED* にも収録されている語で，筋骨たくましいと感じることができず，筋肉をつけることに極端に夢中になる精神障害 (psychological disorder) のことである。初出年は1997年。**muscle dysmorphic disorder** とか **reverse anorexia** とも呼ばれ，「筋肉醜形恐怖」といった訳語がある。口語では，**bigorexia**，あるいは **vigorexia** として知ら

れている (*Taber's 24*)。

　Bigorexia can lead to interpersonal problems too.

(*The New York Times*, March 5, 2022)

　ビゴレキシアは，対人関係の問題につながることもある。

　bigorexia（ビゴレキシア）は *OED* にも収録されており，**big** ＋ **-orexia**（「欲望，食欲」の意味の連結形）からできた語で，主に米国で使われる。初出年は 1985 年で，**muscle dysmorphia** よりも早い。**vigorexia** は **vigor**（「活力，精力」）＋**-orexia** から。

　Vigorexia, a portmanteau of vigor and -orexia, is a term for describing the unhealthy, Sisyphean appetite for health and youthfulness.

(*Prime Journal*, March 29, 2022)

　vigor と *-orexia* からできたかばん語 ***vigorexia*** は，健康と若々しさを求める，不健康で果てしない欲求を述べる語である。

　OED には **orthorexia**（オルトレキシア）も収録されている。**ortho-**（「正しい」の意味の連結形）＋**-orexia** からで，自分が正しいと考える食事だけを食べることに過度に気を使いすぎることを指す語で，初出年は 1998 年。**orhtorexia nervosa** とも呼ばれる。

　In susceptible people, this ideal of a clean and pure diet can morph into **orthorexia**, otherwise known as "an unhealthy obsession with healthy eating."

(*The Seattle Times*, August 5, 2019)

　影響を受けやすい人の場合，クリーンでピュアな食事というこの理想は，**オルトレキシア**，別名「健康的な食事への不健康

な執着」へと形を変えることがある。

bounceback

句動詞の **bounce back** には「（病気から）回復する」の」意味があるが，医療現場で名詞の **bounceback**（バウンスバック）が異なる意味で使われることがある。Goldman（2015）は「再入院」（readmission）の意味であるとするが，ただの「再入院」ではない。退院後すぐに同じ症状を訴えて ER に戻ってくる厄介な患者を指す語でもある (Segen 2006)。

They never go much better and were the most worrisome type of patient: "the **bounceback**." Hospital discharge on a Monday, back in the ER Friday and into the hospital for the same issue.

(Hedley Norman Mendez III, *Life in the Balance: Lessons Learned in the ER*. Simply Francis Publishing Company, 2018, p. 28)

彼らはもっとよくなることは決してなく，最もやっかいなタイプの患者「**バウンスバック**」である。月曜日に退院，金曜日には ER に戻ってきて，同じ問題で入院するのである。

break scrub

手術室に入る外科医の様子について，次のような描写がある。邦訳に「マッサージ」とか「指先をもむ」とあるが，適切だろうか。

Kat began the ritual **scrub**: a half minute on each arm first, then a half minute on each hand. She repeated it and then **scrubbed** her nails.

Dr. Vance stepped in beside her and started his **scrub**.

(Sidney Sheldon, *Nothing Lasts Forever*. Warner Books, 1994, p. 263)

キャットはいつものように，執刀前の**マッサージ**を始めた。右腕を 30 秒間，それから左腕を 30 秒間。それを何度か繰り返してから，指先を**もんだ**。ドクター・バンスも彼女と並んで自分の手の**マッサージ**を始めた。

(天馬龍行（訳）『女医』（下）アカデミー出版，1998，p. 92)

　他動詞の **scrub**（スクラブ）は，一般には〈床・壁など〉をごしごしこすってきれいにする，洗う；〈汚れなど〉をこすり落とす（*down*)」（『コンパスローズ英和』）のような意味で，「マッサージ」とか「もむ」とは異なる。

　医療現場で **scrubbing** とは，手術やその他の無菌で行う処置（sterile procedure）のため，ガウンや手袋を装着する前に，手，指のつめ，肘を含む前腕をきれいにすることである（*Taber's 24*)。*OED* によると，外科の用語として 1898 年から使われていて，**scrubbing up** の形で使われることもある。自動詞 **scrub** も **scrub up** の形で使われることが多い。

　scrub up について，英和辞典には次のような説明がある。手術室に入る **scrub nurse** と呼ばれる看護師もいるので，「看護師」が含まれるほうが適切である。また，洗う部位は「手」だけよりも「手や腕」のほうが適切である。

〈医者・看護師が〉手術前に手を洗う　　（『ジーニアス英和 6』）
〈医師が〉（手術前に）手や腕を洗う　　（『コアレックス英和 3』）

名詞の **scrub** は，単数形は **scrubbing** と同じ意味で使われる (Segen 2006)。複数形の **scrubs** は「手術着」などの意味で使われる。ただし，「［複数形で］《略式》（緑色の）手術着《上下》」（『コンパスローズ英和』）とあるが，必ずしも「緑色」とは限らない。

break scrub は，「手術を終えて手術着などを脱ぐ」という意味で使われる。

At that point, I would **break scrub**—that is, I moved away from the operating room table and removed my gloves and gown—and leave the OR.

(James Cole, *Trauma: My Life as an Emergency Surgeon*. St. Martin's Press, 2011, p. 92)

その時点で，私は**ブレイク・スクラブ**して—つまり，手術台から離れて手袋とガウンを外した—そして手術室を出るだろう。

bright lights and cold steel

一般には「（都会での）華やかな生活；歓楽街」の意味で使われる **bright lights** が，医療現場では「手術」の意味で使われることがある (Dickson 2006)。手術室で使われる「明るい照明」から。*The New York Times* (May 13, 2001) にも，"The meds aren't doing squat—sounds like this guy needs some **bright lights**." （「その薬はまったく効果がない—この人には**手術**が必要のようだ」）の例があげられている。

また，**cold steel** は 1816 年から武器としての刀剣の意味で使われていた (*OED*)。この **cold steel** がメス (scalpel) を使った手

術の意味で使われることもある。電気メス (electrocautery)，
レーザー (laser)，あるいはラジオ波焼灼療法 (radiofrequency
ablation) ではなく，**cold steel**，つまり「刃物」を使った手術を
指す口語的な (colloquial) 表現である *(Taber's 24)*。

　この両者を使った **bright lights and cold steel** と呼ぶ場合も
ある。次の場面では，*bright* の代わりに *hot* が使われている。

> The scalpel was a symbol of that other world that was
> waiting for us, the world of operating rooms and sur-
> gery, the world of "**hot lights and cold steel**," as the
> other guys called it.

> 　(Michael J. Collins, *Hot Lights, Cold Steel*. St. Martin's Press,
> 　2005, p. 39)

　メスは，私たちを待っているあの別の世界，つまり手術室と
手術の世界，ほかの者たちが呼ぶような「**ホット・ライツ・ア
ンド・コールド・スチール**」という世界のシンボルだった。

bucking the vent

ventilator は「人工呼吸器」(初出年 1879 年) で，動詞の **venti-
late** はその人工呼吸器などを使って「(人に) 肺換気を行う」(初
出年 1914 年) という意味である *(OED)*。どちらの語の場合も，
vent が略語として使われることがある。

　ventilated patient であれば，「人工呼吸器を装着された患者」
であるが，略語の **vent** に接尾辞 (suffix) の *-ed* が付いた形
vented patient も見かける。

> A typical patient-to-ICU-nurse ratio is 2-to-1, accord-

ing to Holmes. She had cared for three **vented** patients
every day since her first shift.

(*The Baltimore Sun*, May 7, 2020)

B

　ホームズによると，通常の患者と集中治療室の看護師の比率
は２対１である。彼女は最初の勤務以来，毎日３人の**人工呼
吸器を装着された**患者のケアをしていた。

　bucking という語は，医療分野ではインフォーマルな表現で，
「ゲーゲーすること，咳き込むこと」(gagging, coughing) の意
味，あるいは，「気管内チューブを装着された患者が陽圧換気法
(positive pressure ventilation) に無意識に抵抗すること」を指す
(*Mosby's 11*)。この **bucking** と **vent** を組み合わせた **bucking
the vent** という表現がある。人工呼吸器のチューブを装着され
た患者が抵抗する様子を指すスラング表現である (Dale 2021)。

Ferguson ordered a rapid-sequence intubation, a pro-
cedure for swiftly connecting a patient to a ventilator.
Ventilating a patient is a complex task that involves not
just putting a breathing tube into the trachea but also
inserting intravenous lines to deliver sedatives, so that
the patient doesn't fight the tube—known in hospitals as
"**bucking the vent**."

(*The New Yorker*, June 29, 2020)

　ファーガソンは，患者をすばやく人工呼吸器に接続する処
置，迅速導入気管挿管を指示した。患者の肺換気をするのは，
単に呼吸チューブを気管に挿入するだけでなく，鎮静薬を投与
するために静脈ラインを挿入することを含む複雑な仕事で，そ
の結果，患者はチューブと戦う――病院で「**バッキング・ザ・
ベント**」として知られる――ことはない。

bumpable

bumpable は，特に集中治療室（intensive care unit）で使われる言い方で，ベッドを空けるために集中治療室から一般病棟などへ移動することが可能な患者を指す。動詞の **bump** には，"to move (someone or something) to a different level, position, rank, etc." の意味がある（*MWALED*）。**bumpable** は，それが可能な患者（bumpable patient）ということである。

The nurse told him there were two "**bumpables**" in the cardiac ICU, two in the burn ICU (the "BI," she called it), and one in the medical ICU.

(Andrey Young, *The House of Hope and Fear: Life in a Big City Hospital.* Sasquatch Books, 2009, p. 184)

その看護師は，循環器疾患集中治療室に「バンパブル」が2人，（彼女が "BI" と呼ぶ）熱傷集中治療室に2人，（重症）集中治療室に1人が入っていると彼に告げた。

bumps and bruises

英国 BBC が，交通事故に遭ったバスの乗客で，妊娠5ヵ月の女性の話を次のように報じた。

Ms Barnes said the children, aged two and eight, suffered "**bumps and bruises**" and that she and her unborn baby were okay.

(BBC, 13 November 2022)

　バーンズさんは，２歳と８歳になる子どもたちは「こぶと打ち身」ができたが，自分自身とお腹の子どもは大丈夫だと語った。

　名詞の **bump** には「こぶ」，**bruise** には「打ち身，打撲傷」の意味がある。"It's just **bumps and bruises**."（「ただのこぶと打ち身だ」）のような言い方で使う。頭韻（alliteration）を利用した表現である。

B

C

cabulance

米国 Washington 州で，医療センターからホームレスの女性が
退院させられた際の経緯が報じられた。

A **cabulance** first took Zeira to Harrison's wound care
clinic across the street from the hospital ...

(Kitsap Sun, March, 1, 2020)

まず**キャビュランス**が，ザイラを病院から通りの向かいにあ
るハリソンズ創傷ケアクリニックに搬送した。［後略］

米国の病院前では，**cabulance**（キャビュランス）の文字が入っ
た車両が駐車しているのを見かけることがある。救急車（ambu-
lance）を使う必要のない，緊急を要しない患者の移送に使用さ
れる車両を指す。英語の語形成（word formation）のプロセスの
１つである混交（blending）によってできた語である。つまり
cab＋am**bulance** からの造語。辞書には出てこないが，日常生
活に大いに関係のある語である。米国の看護師を描いたノンフィ
クションにも登場した語であるが，邦訳を読んだだけでは，
cabulance が使われていることはわからない。

The **cabulance** men moved the wheelchair up close
to Kelly.

(Peggy Anderson, Nurse, Berkley, 1979, p. 145)

迎えの若者たちはケリーのそばに車椅子を寄せた。

(中島みち（訳）『ナース──ガン病棟の記録』時事通信社，1981，p. 151)

CDC

米国 Massachusetts 州 Boston を舞台にした医療ミステリー小説に，次の場面がある。

Dvorak shook his head. "I've spoken to both **CDC** and the Department of Public Health. They say there's no reason for concern …"

(Tess Gerritsen, *Life Support*. Pocket Books, 1998, p. 258)

ドヴォルジャークは首を振った。「**主任地方検視官**と公衆衛生局両方に諮った。心配は要らないと言ってる。［後略］

(浅羽莢子（訳）『中間生命体』角川書店，1999，p. 216)

クロイツフェルト・ヤコブ病（Creutzfeldt-Jakob disease）が話題にされているこの場面に登場する **CDC** が，邦訳で「主任地方検視官」と訳出されているが，何の略語なのかが不明である。

CDC と言えば，日本のメディアでも日本でもよく「米国疾病対策センター」として取り上げられるものが有名である。Georgia 州 Atlanta に本部を置く。小説にもよく登場する。

… I could talk to someone at **CDC, the Center for Disease Control** in Atlanta.

(Gwen Hunter *Prescribed Danger*. Bella Rosa Books, 2012, p. 115)

［前略］アトランタの **CDC**，**疾病対策センター**のだれかに話すことができた。

By law, all cases of cholera and other infectious diseases must immediately be reported to the state health board and to **the Centers for Disease Control** in Atlanta.

(Sidney Sheldon, *Nothing Lasts Forever*. Warner Books, 1994, p. 247)

コレラ患者が発生した場合は，ただちに連邦保健局及びアトランタの**伝染病予防センター**に報告することが法律で義務づけられている。

(天馬龍行（訳）『女医』（下）アカデミー出版，1998, p. 66)

さて，この2つの用例の違いは，前者の *Center* が後者では複数形の *Centers* になっている点である。この **CDC** について，ある医学略語辞典には続けて次の2つが出てくる。

CDC = Center for Disease Control（疾病管理センター〔米国の〕）

CDC = Centers for Disease Control and Prevention（疾病管理予防センター）

(『医学略語4』)

この2つの **CDC** は別のものなのか？ 前者では単数形の *Center* が用いられ，またわざわざ「〔米国の〕」という注記がある。後者では複数形の *Centers* が用いられ，また "and Prevention" という語句が最後に加えられている。

1946年に the Communicable Disease Center として 設立された **CDC** は，その後1970年に the Center for Disease Control，1980年には複数のセンターから成る the Centers for Disease Control, 1992 年には役割が拡大されて the Centers for Disease Control and Prevention と名称が変わった。"and Prevention" の部分が付け加えられたが，**CDC** が広く認知されていたため，略称は CDCP とはならずそのままになっているのである。

　つまり，前述の略語辞典に収録されている 2 つの項目のうち，前者は古い名称が削除されることなくそのまま残っているのかもしれない。また小説からの 2 つの用例も，かつての名称がそのまま使われているということになる。

　CDC が CDCP とならずに **CDC** のままであるように，略称がもとの名称の頭文字になっていない例はほかにもある。**CDC** と同様に米国保健福祉省（Department of Health and Human Services）の管轄機関に，**NIH** の略語で知られる国立衛生研究所（National Institutes of Health）がある。この研究所のひとつに国立小児健康発達研究所（National Institute of Child Health and Human Development）があり，CNN のニュースにも登場する。

　　"These findings provide additional information for counseling women on what to expect after vaccination," said Dr. Diana Bianchi, director of the National Institute of Health's Eunice Kennedy Shriver **National Institute of Child Health and Human Development (NICHD)** ...

(CNN, September 27, 2022)

　「これらの研究結果は，ワクチン接種後に予想すべきことについてカウンセリングをする女性たちに追加の情報を提供するものです」米国立衛生研究所のユーニス・ケネディ・シュライヴァー**国立小児発育研究所**（NICHD）のドクター・ダイアナ・

ビアンキ所長は述べた。

　正式名称からすれば，略称はその頭文字の **NICHHD** となる
はずで，前述の略語辞典にも，米国の医学・看護学辞典にも
NICHHD の項目で次のように説明されている。

　abbreviation for **National Institute of Child and Hu-
man Development.**
                                                        (Mosby's 11)

　それでは，CNN の報道にある **NICHD** は誤りなのか？　とこ
ろが，同研究所のウェブサイトを参照すると，**NICHHD** ではな
く **NICHD** となっている。同研究所にコンタクトを取って確認
すると，**NICHHD** よりも **NICHD** のほうが発音しやすく，ま
た見た目もよいので2つ目の H を取って **NICHD** を正式に使っ
ているとの回答であった (Connie Hamilton, Secretary, Office of Direc-
tor, NICHD. Personal communication, July 23, 1998)。辞書の記述のほ
うが誤りということになる。

　オーストラリアにもある。New South Wales 州で開始された
新生児緊急搬送サービス **NETS** は，当初は新生児のみが対象で
Newborn Emergency Transport Service という名称だったが，
新生児だけでなくそれよりも年齢が上の子どもたちも搬送する必
要が出てきたため，1995 年から Newborn & Paediatric Emer-
gency Transport Service となった。しかし，略称は NPETS と
とはならずに **NETS** のままである。次の場面でいずれも **Neo-
natal Emergency Transport Service** の略語とあるのは正確で
はない。これらの本が執筆・出版された時点ではすでに新名称に
なっていたはずである。

　I felt so relieved when **NETS** (Neonatal Emergency
Transport Service) arrived and were able to ventilate

both twins and take them Newcastle.

(Fiona McArthur, *Aussie Midwives*. Penguin Random House Australia, 2017, p. 58)

NETS が到着して双子に換気してニューキャッスルまで搬送できたときはとても安心した。

We need to contact **NETS** (Neonatal Emergency Transport Service) —specialized service that will come for this child and take him to a paediatric intensive care unit.

(Simon Judkins (ed.), *Emergency*. Michael Joseph, 2015, p. 122)

私たちは **NETS**—この子を迎えに来て小児集中治療室へ搬送する専門サービス—に連絡する必要がある。

champagne tap

医学部 3 年生が，指導役の研修医（resident）に助けてもらいながら男性患者に腰椎（または脊髄）穿刺（lumbar puncture）を行う場面で，**champagne tap** という語が出てくる。

The resident congratulated me on a "**champagne tap**," free of blood.

(Sandeep Jauhar, *Intern: A Doctor's Initiation*. Farrar, Straus and Giroux, 2008, p. 39)

そのレジデントから，血液の混じらない「**シャンパン・タップ**」のことでお祝いの言葉をかけてもらった。

lumbar puncture は，**spinal tap** とも呼ばれる。**tap** には「穿刺」の意味がある。医学生が腰椎穿刺をはじめて試みて成功した

ときには，指導役の研修医がシャンパンを買って祝う習慣がある
ことから，その腰椎穿刺を **champagne tap** と呼ぶ。また，採取
した髄液がきれいな色をしていることにも関係している (Dalzell
and Victor 2013)。

　次の場面に出てくる **champagne pull** も同じ意味で使われて
いる。

Usually there is a slight tinge of blood in the fluid, but
when it comes out perfectly clear it's called a '**cham-
pagne pull**.'

(Michele Munro Kemper and Jennifer Kemper Sinconis, *A
Pound of Hope.* PostScript, 2010, p. 200)

　たいていはその液体にはほんのりと血液の色合いがあるが，
完璧にきれいな状態で出てくると，「**シャンパン・プル**」と呼
ばれる。

charge nurse / head nurse / nurse manager

米国 Atlanta 州を舞台としたミステリー小説に，次の場面があ
る。

The **charge nurse** who had given Angie directions
had sounded excited to hear the man was going to have
a visitor.

(Karin Slaughter, *Triptych.* Dell, 2016, p. 324)

　電話でアンジーに道順を教えてくれた**看護師長**は，ケンに面
会人が来ると聞いて喜びを隠せないようすだった。

（多田桃子（訳）『三連の殺意』オークラ出版，2016，p. 468）

charge nurse について，英和辞典には次のような説明がある。

《英》（病棟の）主任看護師 （『コンパスローズ英和』）
《英》（病棟の）看護師長 （『ジーニアス英和6』）
《英》（病棟の）看護師長 （『ウィズダム英和4』）

C

共通するのはイギリス英語としている点であるが，米国，カナダ，オーストラリアなどでも使われている名称である。**charge-nurse** で収録する *OED* の初出年は 1896 年である。ある特定の病棟で勤務シフトについている看護師たちに対して監督責任がある看護師である (Segen 2006)。「主任看護師」の訳語がよい。

これらの英和辞典は，**nurse** の項に **head nurse** をあげている。

head *nurse* 看護師長 （『コンパスローズ英和』）
head *nurse* 看護師長 （『ジーニアス英和6』）
head 〜 主任看護師，看護部長 （『ウィズダム英和4』）

「看護師長」を指す **head nurse** はすでに "obsolete" で，その代わりに **nurse manager** の名称が使われるようになってきた。病院，ナーシングホーム，外来診療 (ambulatory care) の場面で，ひとつの病棟に対する責任がある。所属する看護師の業務やケアを管理する (*Taber's 24*)。コーパスの COCA によると，**nurse manager** は 82 例，**head nurse** は 222 例である。

Working as a **nurse manager** has led Holland down new paths in her career.

(*New Hampshire Magazine*, May 17, 2023)

ナース・マネージャーとして働くことによって，ホランドは自らのキャリアで新しい道を歩むことになった。

chartomegaly

Munchausen('s) syndrome は，想像上の急性疾患を理由に
常習的に治療や入院を求める虚偽性障害（factitious disorder）で，
収録する英和辞典もある。「ほら吹き男爵」として知られた実在
の人物 Baron Munchausen（1720-1797）に因んで命名された。
この「ミュンヒハウゼン症候群」は，インフォーマルな言い方で
は，**hospital addiction syndrome**（病院依存症候群），**hospital
hopper syndrome**（病院移り歩く人症候群），**thick chart syn-
drome**（厚いカルテ症候群）と呼ばれることもある。

さて，カルテが厚いことを指す表現に **chartomegaly** がある。
-megaly は医療分野で「肥大，巨大（症）」を表す連結形（com-
bining form）で，*OED* には **acromegaly**（先端肥大症），**cardio-
megaly**（心臓肥大），**hepatomegaly**（肝腫大），**splanchnomegaly**
（内臓巨大症），**cytomegaly**（巨大細胞症）が収録されている。
chartomegaly は，**chart＋-o-＋-megaly** からの造語で，「カル
テ肥大」といったところ。

An elderly patient who is admitted with '**chartomega-
ly**', a large stack of thick medical records from previous
hospitalizations, has a very poor chance of surviving a
stay in intensive care.

(Arthur Caplan, *Moral Matters*. John Wiley and Sons, 1995, p.
40)

「**カルテ肥大**」，つまり以前の入院での分厚い医療記録の束と
ともに入院してくる高齢患者は，集中治療での入院を生き残る
見込みがかなり薄い。

chemo brain

　口語で，**chemo** はがん治療としての化学療法（chemotherapy）の意味である。chemotherapy の尾部省略（back clipping）ででき切り株語（stump word）である。初出年は 1977 年で，**chemo treatment** や **chemo drugs** のように，名詞の前で限定的（attributive）に使われることが多い（*OED*）。

　化学療法を受けた後に起こる認知障害（impaired cognition）を指す語に **chemo brain**（ケモブレイン）がある。集中力の欠如や記憶障害を指す口語的表現（*Merriam-Webster's Medical*, *Taber's 24*）。*OED* にも収録されており，初出年は 1991 年である。**chemo fog**（ケモフォッグ）とも呼ばれる。コーパスで見ると，COCA には **chemo brain** が 17 例，**chemo fog** が 3 例ある。

Laura gave her the same grin back. **Chemo brain**, even this far out from her last treatment.

(Karin Slaughter, *Pieces of Her*. William Morrow, 2019, p. 16)

　ローラも同じように笑った。抗癌剤治療の後遺症で忘れっぽくなる，いわゆる**ケモブレイン**だ。

（鈴木美朋（訳）『彼女のかけら』（上）ハーパーコリンズ・ジャパン，2018, p. 28）

Code Lindbergh など

　患者が心拍停止（cardiac arrest）状態に陥って緊急蘇生が必要な場合に，**code team**（心肺蘇生専門チーム）を緊急招集する表現に **Code Blue**（コード・ブルー）があることはよく知られている。

古くは Barbara Huttmann, *Code Blue*: *A Nurse's True-Life Story* (William Morrow and Company, 1982)（中島みち（訳）『コード・ブルー　緊急蘇生処置』時事通信社, 1984）のような作品もあった。『医学英和 2』も収録した表現である。

OED には，医療現場に限定はしていないが，緊急事態や脅威のレベルを示したり，行動や援助が必要な状況を特定したりするものとして，**code blue** 以外にも，**code orange**（校内に不審者侵入）や **code black**（爆発物による脅迫）のような **code +「色」**の表現が，用例とともに示されている。

code の後に，「色」ではなく「数字」が来る場合もある。心拍停止状態の場合に使われるものには，米国では **code nine** がある (Green 1987)。あるいは，かつて訪れた米国 Washington 州 Seattle にあるレベル I 外傷センター (Level I trauma center) の Harborview Medical Center では，心肺蘇生が必要な場合は **Code 199** が使用されていた。Seattle 市内の病院での臨床研修を描いた次の作品からもそのことがわかる。"code one ninety-nine" と読む。

The announcement for a "**Code 199**" is made. The people assigned to handle such crises—usually the medicine team on call, plus specially trained nurses and a respiratory technician, perhaps a surgeon or anesthesiologist—come running.

(Emily R. Transue, *On Call*. St. Martin's Press, 2002, p. 43)

コード 199 のアナウンスが入る。そのような危機に対処するために任命された人たち—ふつうは当直の医療チームに加えて，特別に訓練を受けた看護師，呼吸療法士，そしてことによると外科医あるいは麻酔科医—が走ってくる。

　『コンパスローズ英和』や『ジーニアス英和6』が間投詞で「非常事態発生」としている **code red**（コード・レッド）は，*Taber's 24* によると医療現場では施設内に火災が発生した場合に使用されることがわかる。あるいは Segen (2006) によると，火災発生の場合だけでなく，天気の状態が大気中の汚染物質や大気温度の上昇によって健康に被害が及ぶ可能性がある場合にも使われることがわかる。

　このように，病院で緊急事態の際に使用される暗号 (hospital emergency code) は，地域や病院によって異なる。例えば，**code pink**（コード・ピンク）は，施設から赤ちゃんや幼児が行方不明になったり，誘拐されたりした場合に使われる表現だとされる (Segen 2006, *Webster's New World Medical 3*)。しかし，次の記述もある。

　An abducted child might prompt an overhead call of **Code Pink** in some places and **Code Lindbergh** in others.

(Brian Eule, *Match Day*. St. Martin's Press, 2009, p. 126)

　子どもが誘拐されると，頭上の放送で**コード・ピンク**のコールが流れる場所もあれば，**コード・リンドバーグ**のコールが流れる場所もあるかもしれない。

　人名の *Lindbergh* が使われているのは，1932 年に米国で発生した，飛行家 Charles Lindbergh (1902–1974) の息子が誘拐され殺害された事件に由来する。米国 Florida 州の Miami Children's Hospital（現在の Nicklaus Children's Hospital）では，実際にこの **Code Lindbergh**（コード・リンドバーグ）が使われている。あるいは Virginia 州の Carilion Medical Center や California 州内にあるいくつかの病院でも使われている。

code brown（コード・ブラウン）は，米国では患者が排便してベッドなどを汚してしまったことを知らせるユーモラスなスラングである。code blue など，病院で使われる色を使った暗号に倣って，糞便の色を使ったものである (Dalzell and Victor 2013)。しかし，この暗号もオーストラリアの Victoria 州ではまったく異なる深刻な状況で使われる。

A **Code Brown** is a nationally recognised emergency alert usually reserved for transport accidents, chemical spills, natural disasters and mass casualty events.

(ABC News, 19 January 2022)

コード・ブラウンは，普通は輸送事故，化学物質の流出，自然災害，そして犠牲者多数発生事故に対するものだと，全国的に認識されている緊急事態警報である。

コロナ禍の 2022 年 1 月には，Victoria 州の都市部のすべての病院と地方にある 6 つの病院で code brown が発令された。

coke stroke

コカイン（cocaine）を過剰摂取すると，脳卒中（stroke）を引き起こすことがある。救急部門（emergency department）のスタッフたちのあいだでは，そのような脳卒中を coke stroke（コーク・ストローク）のニックネームで呼ぶことがある (Dale 2021)。coke が「コカイン」の意味で使われるようになったのは 1908 年からで，coke stroke のように名詞を修飾して限定的（attributive）に使われることもあるスラングである (*OED*)。

'In the over-forties, especially, cocaine can cause '**coke stroke**'. Taking a strong stimulant like cocaine increases your heart rate, your blood pressure jumps, and you can have a stroke, or experience a 'blow out' of a weakened blood vessel in your brain.

(*Daily Mail*, 9 December 2020)

C

特に 40 代以上で，コカインは「**コーク・ストローク**」を引き起こす可能性がある。コカインのような強い刺激薬を摂取することによって心拍数が上がり，血圧が急激に上昇し，脳卒中になる，つまり脳内の弱くなった血管の「破裂」を経験する可能性がある。

combat support hospital

Newsweek 誌（October 31, 1994）が，大ヒットした米国の医療ドラマ *ER*（『ER 緊急救命室』）の特集を組んだ際，見出しを飾ったのは S*M*A*S*H の文字であった。「大当たり，大成功」を意味する "smash hit" の smash の部分をわざわざ S*M*A*S*H としたのは，米国で人気をした医療ドラマでブラックコメディーの *M*A*S*H* を意識したものである。このドラマでは朝鮮戦争時に韓国に駐在した **MASH** と呼ばれる **mobile army surgical hospital**（移動式陸軍外科病院）が描かれている。**MASH** は *OED* に初出年が 1950 年で収録され，多くの英和辞典にも収録されている。この **mobile army surgical hospital** は，2006 年から名称が **combat support hospital**（戦闘支援病院）へ移行した。略語は **CSH** で，"cash" のように発音される。

The Army is phasing out **MASH** for more flexible **combat support hospitals** that can be moved closer to the front line of a battle.

(NBC News, February 16, 2006)

陸軍は **MASH** を徐々に廃止して，戦闘の前線により近いところへ移動できる，もっと柔軟な**戦闘支援病院**へ移行しつつある。

comfort measures only

comfort measure とは，患者を心地よくするために行われる医療行為を指す語で，具体的には，背中をさする，体位を変える，聴診器や便器をあらかじめ温めておく，などである (*Mosby's 11*)。

He gave orders to provide **comfort measures** and allow complete freedom for family visitation.

(Jack Canfield, Mark Victor Hansen, and LeAnn Thieman, *Chicken Soup for the Nurse's Soul*. Health Communications, Inc., 2001, p. 214)

そして医師は，彼女の**苦痛を緩和させる指示**を出し，家族の訪問を完全に自由にした。

(川原礼子・山田智恵里（監訳）『愛はあなたの手のなかに　ナースが贈るこころのチキンスープ』看護の科学社，2008，p. 147)

生命を維持するための介入 (life-sustaining intervention)，つまり延命治療なしの，尊厳的で安楽な自然死をサポートする指示を **comfort measures only** と呼ぶ (*Stedman's 7*)。「緩和優先医療」の訳語が使われることがある。

But before being completely incapacitated, the Roslyn, LI, man wrote in a 2011 living will that he was to be given "**comfort measures only**, no intravenous fluids and no antibiotics," if his condition became incurable ...

(*New York Post*, January 20, 2019)

C

しかし，完全に身体が不自由になる前に，そのロングアイランドのロズリンに住む男性は，2011 年のリビングウィルで，自分が治療できない状態になったら，「点滴輸液も抗生物質もなしで，**コンフォート・メジャーズ・オンリー**」を受けるつもりであると書いていた［後略］

compassion fatigue

compassion fatigue について，英和辞典には次のような説明がある。

（慈善行為や寄付が長期にわたる場合の）同情心の減退，同
情疲れ　　　　　　　　　　　　　　　　（『プログレッシブ英和中 5』）

OED にもこの意味で収録されている。もともと米国で使われていたもので，初出年は 1968 年である。コーパスで見ると，COCA が 82 例，BNC は 4 例である。

次のように，「共感疲労」という医学専門用語であることを明示する英和辞典の説明もあるが，詳細がわからない記述である。

〘医〙共感疲労《同情心の減退》　　　　　　（『ウィズダム英和 4』）

新型コロナウイルス感染症の治療にあたる医師たちが抱えるメンタルヘルスの問題を伝える記事に出てくる。

Some of what they're experiencing can be encapsulated in two terms, experts say: **moral injury** and **compassion fatigue**.

(*The Guardian*, Sat 18 Sep 2021)

彼らが経験していることは，2つの用語，**モラル・インジャリーとコンパッション・ファティーグ**に要約できると専門家たちは言う。

一般の辞書でも，*Merriam-Webster Online* が，医療分野で使われる場合と一般的に使われる場合をはっきる区別しているのはよい。医療分野で使われる場合は，2次的外傷性ストレス，あるいは心的外傷後ストレス（post-traumatic stress）のことである。

記事に出てくる **moral injury**（道徳的損傷）とは，人のアイデンティティ，道徳観，社会との関係に穴をあけるような深い心の傷のことで，これによって，医療従事者は高い質のケアを提供できなくなってしまう。もともとは，戦争中の自らの行動に対する兵士の反応を表すのに使われた語である（Talbot and Dean 2018）。人の道徳律，あるいは倫理規定を破るような出来事に続いて起こりうる，強い認知・情動反応のことである。

cracking the chest

cracking the chest は，開胸術（thoracotomy）を指す表現である（Dale 2022*b*）。心臓弁膜手術（heart valve surgery）の新しいやり方を紹介するメディア報道に出てくる。

Traditionally, surgeons would access the valve by making a 12-inch incision down the middle of your chest and breaking the sternum, or breastbone, in half. You may have heard this called "**cracking the chest**."

(Texas Metro News, May 8, 2022)

伝統的に，外科医は胸部中央下を12インチ切開し，スターナム，すなわち胸骨を半分に割ることによって弁膜にアクセスする。これが「**クラッキング・ザ・チェスト**」と呼ばれるのを耳にしたことがあるかもしれない。

crash cart

次の2つの場面には，いずれも **crash cart**（クラッシュカート）が登場する。それぞれ邦訳があるが，その日本語がわかりにくい。いずれも **crash** の意味を誤解したのではないかと思われる。

... the forms that accompany every piece of equipment in the hospital, even the **crash carts** ...

(Edwards Humes, Baby ER. Simon & Shuster, 2000, p. 58)

［前略］この用紙は**壊れたカート**だろうがなんだろうが病院中のあらゆる備品についてまわる。

(川上直子・加部一彦（訳）『Baby ER 新生児集中治療室』秀潤社, 2002，pp. 75-76)

There was a loud beeping from one of the rooms, and nurses and doctors ran past, **crash carts** and stethoscopes flying.

(Karin Slaughter, Undone. Dell, 2009, p. 146)

診察室のひとつから大きな電子音がして，看護師や医師がそちらへ走っていった。**カートがガラガラと音をたて**，聴診器が

飛ぶ。

（鈴木美朋（訳）『ハンティング』（上），ハーパーコリンズ・ジャパン，
　2017, p. 203)

　医療現場では，患者が「心拍停止（cardiac arrest）状態になる」
とか「病状が悪化して死が迫る」の意味で **crash** が使われる。そ
して，そのような状況で蘇生処置に必要な薬や医療器具を運ぶた
めのカートを **crash cart** と呼ぶ。*OED* にも収録されており，
初出年は 1964 年である。「救助運搬車」（『リーダーズ英和3』）の訳
語はわかりにくい。**code** にも **crash** と同様の意味があるので，
code cart と呼ばれることもある。

C-section

　スラングで，**the big C** は「がん」（cancer）を指す。直接的に
言わず遠回しに表現する婉曲語法（euphemism）である。**C** は
cancer の頭文字。

"What department do you work in?"

"The big 'C,'" Judy answered somberly.

"Cancer must be rough," ...

（Erich Segal, *Doctors*. Bantam, 1989, pp. 233-234)

「きみたち，受け持ちは何科？」

「〝**がの字**〟よ」ジュディの顔から笑みが消えた。

「癌病棟勤務は大変だろうな。［後略］」

（広瀬順弘（訳）『ドクターズ』（上）角川書店，1993, p. 428)

　さて，ある小説に，2 人のドクターがそれぞれ別の手術にかか

わっていることを伝える場面が出てくる。

　"... Dr. Levin is doing a **C-section**, Dr. Mehta is doing the anesthesia."

(Michael Palmer, *Critical Judgment*. Bantam Books, 1998, p. 145)

　「... ドクター・レヴィンは**癌患者の切開手術**中 , ドクター・メイターは麻酔中 ...」

(川副智子（訳）『有毒地帯』(上) 早川書房 , 1998 , p. 214)

　邦訳の訳者は，**C-section** の **C** を cancer の頭文字と勘違いしたと思われる。この場合の **C** は Caesarean の頭文字で，**C-section** とは「帝王切開」(Caesarean section) のことである。口語的な (colloquial) 言い方で，*OED* には初出年が 1960 年で収録されている。

　Importantly, the new study can't say that babies born via **C-section** will get more infections or have more severe bouts of vaccine-preventable illness.

(*U.S. News & World Report*, November 16, 2022)

　重要なことだが，**帝王切開**で生まれた赤ちゃんは，感染症にかかる回数が多いとか，ワクチンで予防可能な病気の重い発作を起こす回数が多いとは，その新しい研究によって言うことはできない。

a cup of tea, a Bex, and a good lie down

　オーストラリアで飛行機を使って往診をする医師は **flying doctor**（フライイングドクター）と呼ばれるが，そのストーリーに

次の場面がある。心配する医師に向かって男性が答える。

'There's nothin' wrong with me that **a couple of Bex and good lie down** couldn't fix.'

(Bill Marsh, *The Complete Book of Australian Flying Doctor Stories.* HarperCollins Publishers Australia, 2013, p. 11)

「ベックスを2，3錠飲んで十分休んで治らないような悪いところは何もないさ」

この場面に出てくる **A couple of Bex and good lie down** は，**a cup of tea, a Bex, and a good lie down** という表現がもとになっている。文字通りは，「一杯の紅茶とベックスと十分な休息」であるが，何か問題を解決するためにはゆっくりと時間をかける必要があることを意味する，おどけた (jocular) フレーズで，口語的 (colloquial) 表現である。**Bex** とは，かつてオーストラリア国内でよく使われた鎮痛薬 (analgesic) の商標名である。1965年に Sydney で公演された軽喜劇 (revue) の同名のタイトルに由来している (*ACOD*)。2016 年に *The Australian National Dictionary: Australian Words and Their Origins* の第 2 版が刊行された際には，同辞典がこの表現を収録したことがメディアで報じられた。

curb cut

車椅子に乗る人，歩行器や杖を使用する人，あるいはベビーカーを押す人などが通りやすいように，歩道と車道の間の縁石 (curb) をカットして入れてあるスロープを **curb cut** (カーブカット)，または **curb ramp** (カーブランプ) と呼ぶ (*Merriam-Webster*

Online)。英国では **dropped kerb**（ドロップト・カーブ）と呼ばれ
る（*Cambridge Dictionary*）。*Taber's 24* に収録されているように，
医療分野の語でもある。

Perhaps some might not even know that accessibility
features such as **curb cuts**—the mini sidewalk ramps
found at intersections throughout the country—used not
to exist.

(*Forbes*, April 28, 2023)

もしかしたら，**カーブカット**——全国各地の交差点で見られ
る小さな歩道のスロープ——のようなアクセシビリティ機能が，
以前は存在しなかったということを知りもしない人たちがいる
かもしれない。

curb cut は，もともとは一部の人たちのために設置されたも
のであるが，すべての人にとって通りやすいものになり，その効
果が波及していった。このことから，少数派のための解決策が社
会全体へ恩恵をもたらすように波及していくことは，**curb cut
effect**（カーブカット効果）と呼ばれるようになった。

curbside consult

　患者など専門家ではない人（layperson）が，医師に病状や治療
方法などについて非公式に意見を求めたり相談したりする機会を
curbside consult とか **curbside consultation** と呼ぶ。文字通り
は「道端相談」である。例えば，米国 Connecticut 州 Hartford に
ある小児専門病院 Connecticut Children's Medical Center のウェ
ブサイト（https://www.connecticutchildrens.org/）では次のように紹介さ

れており，そこで提供されるさまざまな症例に関する医師などからの情報によって，親は子どもの病気について学ぶことができる。

Connecticut Children's presents The **Curbside Consult**, where once a month, for about 30 minutes, physicians take an in-depth look into a condition that is impacting their patients.

コネチカット小児専門病院は，**カーブサイド・コンサルト**を提供し，そこでは毎月1回，30分程度，医師が担当患者さんに影響を及ぼしている状態を詳細に調べます。

また，医師が別の医師に専門的な意見を非公式に求める場合を指すこともある（Segen 2006）。**hallway consult**（「廊下相談」），**elevator consult**（「エレベーター相談」），**sidewalk consult**（「歩道相談」）とも呼ばれる。

Curbside consults—sometimes called "**hallway**," "**elevator**," or "**sidewalk**" **consults**—are probably as old as medicine. Primary care physicians generally request them at one time or another, if not multiple times a week, as one study found, and specialists are usually willing to oblige.

(Medscape, October 04, 2017)

カーブサイド・コンサルト─「**ホールウェイ**」，「**エレベーター**」，あるいは「**サイドウォーク**」**コンサルト**と呼ばれることもある─は，たぶん医学の歴史と同じくらい古いだろう。プライマリーケアの医師は，ある研究が示したように，週に何回もとは言わないまでも，だいたい一度や二度はそれを求め，専門医はたいていそれに応じるのをいとわない。

cutter

処女作 *Love Story* の大ヒットで知られる Erich Segal の長編
医学小説に，次の場面がある。

As he is completing the last few "elective" rotations,
doing a little more Surgery or Internal Medicine if he in-
tends to be a **cutter** or a **flea**, he suddenly looks at the
calendar ...

(Erich Segal, *Doctors*. Bantam Books, 1989, p. 309)

"**ぶった切り屋**"になるつもりなら外科，"**ノミ**"になるつも
りなら内科というように，それぞれが選択した実習の時間も残
りすくなくなるころ，どの学生も，ふと暦に眼をやって［後略］

(広瀬順弘（訳）『ドクターズ』（上）角川書店，1993, p. 567)

この場面では，外科医（surgeon）を **cutter**，内科医（internist）
を **flea** と呼んでいる。

外科医を指すスラングはいろいろあって，この場面に出てきた
cutter は，米国で 1970 年から使われる語である（Dalzell and Vic-
tor 2013）。「（メスを使って患者のからだを）切る人」ということで
ある。**cut** を使ったものには **meat cutter**（「（人の）肉を切る人」）や
cutting doctor（「切る医師」）もある。**cutting doctor** に対して，
内科医を **guessing doctor**（「推測する医師」）と呼ぶこともある。

OED に収録されているものには，**butcher**（「肉屋」）と **saw-
bones** がある。**butcher** は，特に無能な外科医，あるいはすぐ
に手術したがる外科医を指す場合が多い。初出年は 1759 年であ
る。**sawbones** は，**saw**（「～をのこぎりで切る」）＋**bone**（「骨」）か
らで，初出年は 1837 年。

ax（「斧」），**blade**（「ナイフ」），**hack**（「斧」）などとも呼ばれる
のは，手術で使用するメスからの連想である。あまりにも手術を
することに熱心な外科医を表す形容詞には **knife-happy** がある。
初出年は 1961 年（Dalzell and Victor 2013）。これは「やたらと銃を
撃ちたがる」という意味の形容詞 *trigger-happy* にならったもの
で，「やたらとナイフで切りたがる」ということである。

vulture（「ハゲワシ」）と呼ばれることがあるのは，臓器提供者
（donor）に群がるイメージから。

米国で内科医が **flea** と呼ばれるようになった初出年は，1994
年である（Dalzell and Victor 2013）。語源については，ノミが瀕死
の犬から離れないように，他の医師たちが立ち去っても死が迫っ
ている患者にべったりとくっついているからだとか，ノミのよう
に大きな集団であちこち動き回るからだとか，いくつかの説があ
る。

Just like a flea is the last to leave a dying dog. Hence
the term '**flea**.'

(Robert Lesslie, *Angels on Call*. Harvest House Publishers, 2010,
p. 52)

ちょうどノミが瀕死の犬から離れないように。だから「*ノミ*」
と呼ばれるのだ。

"**Flea**" is a pejorative term for an internist. Surgeons
claim internists travel around in annoying large groups
...

(Michael J. Collins, *Hot Lights, Cold Steel*. St. Martin's Press,
2005, p. 18)

「*ノミ*」は内科医を指す軽蔑的な語である。外科医が主張す
るのは，内科医はいらいらするほど大きな集団であちこち動き

回り［後略］

　整形外科医（orthopedist）を指す米国のスラングには，**bone banger**（「骨をドンドンと叩く人」），**bone crusher**（「骨をつぶす人」），**carpenter**（「大工」）がある。初出年はいずれも 1994 年。**bones**（「骨」）は 1892 年である（Dalzell and Victor 2013）。米国の医療ドラマ *ER*（『ER 緊急救命室』）には，自動車事故で外傷を負った高齢の女性の処置をする医師が，看護師の Conni に指示を出す場面で **bone crusher** が出てきた。

He then told Conni to round up a **bone crusher**.

(Stephen Spignesi, *The ER Companion*. Signet, 1996, p. 86)

彼は次に，**ボーン・クラッシャー**を呼ぶようコニーに言った。

　麻酔科医（anesthesiologist）を指す米国のスラングには，**gas-passer** がある。初出年は 1961 年。英国では **gasser** があり，**gassers and slashers** の形で使われる。**slasher** とは「さっと切る人」で，外科医を指す。初出年は 2002 年（Dalzell and Victor 2013）。

　全米ベストセラーとなったウィリアム・ノレンの名著 *The Making of a Surgeon*（『外科医の誕生』）には，**gas passer** が出てくる。

The "**gas passers**"—as we'd call them when there were none around—are very sensitive about the label given to them.

(William A. Nolen, *The Making of a Surgeon*. Mid-List Press, 1990, p. 221)

「**ガス屋**」—我々が陰でいった名前—はこう呼ばれるのを非常に気にした。

(横山邦幸 (訳)『外科医の誕生』社会保険新報社, 1975, p. 253)

その他, 次のものがある。

baby catcher 産科医 (obstetrician)。1937 年には助産師 (midwife) の意味で使われていたが, 1970 年からは産科 医の意味でも使われるようになった (Dalzell and Victor 2013)。

cath jockey 心臓病専門医 (cardiologist)。特に, カテー テル (catheter) を使って侵襲的 (invasive) 治療を行う者 を指す (Taylor 2016)。

neuro-blade 神経外科医 (neurosurgeon)。

neuron 神経科医 (neurologist)。米国で 1994 年から (Dalzell and Victor 2013)。

pecker checker 泌尿器科医 (urologist)。*pecker* はペニス (penis) の意味。男性新兵の性感染症 (sexually transmitted disease) の徴候を検査する軍医の意味で, 米国で 1967 年から (Dalzell and Victor 2013)。

plumber 泌尿器科医 (urologist)。米国で 1950 年代から (Kipfer and Chapman 2007)。

ray 放射線科医 (radiologist)。エックス線 (X-ray) に関わ ることから。**shadow gazer** (「影を見つめる人」) もある。

rear admiral 肛門科医 (proctologist)。米国で 1973 年か ら (Dalzell and Victor 2013)。*rear* には尻 (buttocks) の意味 がある。*rear admiral* は正式には「海軍少将」の意味。

tooth carpenter 歯科医 (dentist)。

zit doctor 皮膚科医 (dermatologist)。1960 年代から。*zit* にはにきび (pimple) の意味がある (Kipfer and Chapman 2007)。**zitman** とも呼ばれる。

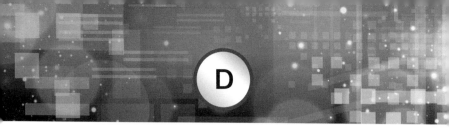

Dagwood syndrome

NES は，**night eating syndrome** の略語である（*Dorland's 8, Stedman's 5*）。この「夜食症候群」を指す語には **nocturnal eating (syndrome)** や **nighttime hunger** もあるが，さらに **Dagwood syndrome**（ダグウッド症候群）という呼び名もある。

And in honor of the most famous, though fictitious sufferer, the overwhelming urge for a midnight snack is nicknamed **Dagwood syndrome**.

(Andrew Holtz, *The Medical Science of House, M. D.* Berkley Boulevard, 2006, p. 16)

そして，架空ではあるが最も有名な患者に敬意を表して，深夜にスナックを食べたくなる圧倒的衝動には，**ダグウッド症候群**というニックネームが付けられている。

Night-eating syndrome is also called **nighttime hunger**, **nocturnal eating**, or the "**Dagwood syndrome**."

(Peter Hauri and Shirley Linde, *No More Sleepless Nights*. Revised edition. John Wiley & Sons, Inc., 1996, p. 123)

夜食症候群は，**夜間飢え**，**夜間摂食**，あるいは「**ダグウッド症候群**」とも呼ばれる。

Dagwood とは，米国の新聞連載漫画 *Blondie* に登場するサラリーマンの夫の名前で，その妻の名前が Blondie である。Dag-

wood は猛烈な食欲が有名で，夜眠れないと，台所に行っては冷
蔵庫の中の残り物で Dagwood Sandwich と呼ばれる特大のサン
ドイッチを作って食べる。そこで，Dagwood のそのような行動
が特徴の夜食症候群のことを **Dagwood syndrome** と呼ぶよう
になった。

diesel bolus

OED に収録されている医学用語としての **bolus** の意味は 2 つ
あり，そのうちの一つは，「薬剤や造影剤（contrast medium）な
どを血管内に急速に注入すること」である。1967 年から使われ
ている。

あるパラメディック（paramedic）の回想録には，この **bolus**
を使った **diesel bolus** という表現が出てくる。

The primary treatment for this patient was what emer-
gency responders call a "**diesel bolus**," jargon for a rap-
id transport.

(Gerald Morton, *Never Alone in the Back*. Aaron Book Publish-
ing, 2011, p. 86)

この患者の一次治療は，緊急時に対応する者たちが「**ディー
ゼル・ボーラス**」と呼ぶものだったが，それは迅速な搬送を意
味するジャーゴンだった。

救急車にディーゼル燃料を急速に注入して，全速力で病院に向
かうことが治療のひとつだと考えるところからの表現である。例
えば，"My trauma patient needed a surgeon quickly, so I gave
the patient a bolus of saline and **a bolus of diesel**." (「外傷患者に

はすぐに外科医が必要だったので，私はその患者に生理食塩水の急速注入と**ディーゼル燃料の急速注入**を行った」）のような言い方で使う（McIntosh 2021）。

disposition

disposition には，『医学英和 2』があげる「素質，素因」以外にも医療現場で使われる意味がある。

治療後，あるいは退院後の患者をどうするか，どこに「配置」するかを決めることである（*Miller-Keane 7*, *Taber's 24*）。医療現場では **dispo** と短縮されることが多い（Dale 2021）。

The practice of emergency medicine includes the initial evaluation, diagnosis, treatment, and **disposition** of any patient requiring expeditious medical, surgical, or psychiatric care.

(*Annals of Emergency Medicine*, 2008, Vol. 52, No. 2, p. 189)

救急医療の実践には，迅速な内科的，外科的，あるいは精神的ケアを必要とする患者を対象とする初期評価，診断，治療，そして**配置**が含まれる。

DNR

Patricia Cornwell のミステリー小説に次の場面がある。

He can wear a **Do Not Resuscitation bracelet** and a squad doesn't have to resuscitate him.

(Patricia Cornwell, *Trace*. Berkley Books, 2004, p. 38)

DNR のブレスレットをはめていれば，救急隊も蘇生処置を
おこなわない。

(相原真理子（訳）『痕跡』（上）講談社，2005, p. 74)

　邦訳の **DNR** について，「DNR = do not resuscitate（蘇生法を
するな）植物人間になるのを怖れる人達の意見」（『医学略語 4』）と
あるが，よくわからない説明である。

　DNR の略語で知られる **Do Not Resuscitate**（蘇生処置をする
な）は，患者が心拍停止（cardiac arrest）などの状態になった場
合でも，心肺蘇生や 2 次救命処置を開始しないようにという指
示である。*OED* にも収録されており，初出年は 1976 年，**DNR
order** のように名詞の前で限定的（attributive）に使われることが
多い。病院外であっても，患者にそのような意思があることを明
確に示すために装着するブレスレットが，**DNR bracelet** である。

　米国 Florida 州のある病院に意識不明で運び込まれた男性の治
療をめぐって，医師たちはその男性の人生最後の願いを尊重する
べきかどうかで倫理的なジレンマに陥ったという。患者の胸には
Do Not Resuscitate とタトゥーが入っていた。

　While it may seem clear that someone who would go
as far as tattooing "**Do Not Resuscitate**" on his or her
chest would be serious about their intentions, that isn't
always the case.

(*Newsweek*, December 1, 2017)

　自分の胸に「**蘇生するな**」とタトゥーを入れることまでする
人は，自分の意図に関して真剣だろうというのは明らかもしれ
ないが，いつもそうだとは限らない。

　患者が心拍停止状態になどの危篤状態になった場合でも蘇生処置（resuscitation）を試みないようにという指示 **DNAR** は，**Do Not Attempt Resuscitation** の略語で，略語辞典に収録されている。

　Have you made a **DNAR** decision or been asked to consider making one by health or care professionals?

(*The Guardian*, 22 January 2021)

D

　あなたは **DNAR** の判断をしたことがありますか，あるいは保健医療または介護の専門家から考えるよう頼まれたことがありますか？

　『プラクティカル医学略語 8』は，**DNR** と **DNAR** についてそれぞれ詳細に説明してその違いを示すが，最終的には「DNR ＝ DNAR」としてしまっている。しかし，文字通りは，**DNR** は「蘇生処置をするな」，**DNAR** は「蘇生処置を試みるな」であって，同義ではないはずである。**DNR** には蘇生処置を試みると患者が回復する可能性がある意味合いが含まれるが，**DNAR** は予期される結果にかかわらず蘇生処置は試みるべきではないことを示す（*Taber's 24*）。また，**DNAR** は米国以外のほうがよく使われる（*Mosby's 11*）。例えば，*Stedman's Australia and New Zealand 6* に **DNAR** は収録されているが，**DNR** は収録されていない。

　さらに，次のメディア報道に出てくる **DNACPR** という略語もあるが，この語を収録する略語辞典はまだないようである。**Do Not Attempt Cardiopulmonary Resuscitation** の略語で，「心肺蘇生処置を試みるな」である。英国のメディアに頻出することから，特に英国で使用される表現であると考えられる。

　She was notified without any prior discussion that a

blanket **DNACPR** was being placed on people in the care home.

(The Guardian, 18 March 2021)

　彼女は事前の議論なしに，一律に **DNACPR** の指示がケアホーム内の人たちに対して出されていることを通知された。

　オーストラリアやニュージーランドでは，**DNR** の代わりに **Not For Resuscitation** の略語 **NFR** も使われる。

She had signed the **NFR** form herself, but when he had stopped breathing she'd panicked.

(Mohamed Khadra, The Patient. Random House Australia, 2010, p. 89)

　彼女は自分で **NFR** の書式に署名していたが，彼の呼吸が停止した時，彼女はパニックに陥った。

doc-in-the-box

Karin Slaughter の別々の作品に，**doc-in-the-box** という語が登場する場面がある。

"That kid from the baseball field, Kevin Jones.　He went from the park to a shopping center ... They followed him to a **doc-in-the-box** where he got his knee stitched up, then back to his parents' house ..."

(Karin Slaughter, The Last Widow, William Morrow, 2020, p. 409)

　「野球場の子，ケヴィン・ジョーンズだけど。野球場からショッピングセンターへ向かったわ。［中略］そのあと，**救急医**

療センターで膝を縫合してもらって，両親のいる家に帰ったことが確認されてる。［後略］」

(鈴木美朋 (訳)『破滅のループ』ハーパーコリンズ・ジャパン，2020, p. 475)

There was a **doc-in-the-box** in the drugstore over in Cooperstown.

(Karin Slaughter, *Broken*. Dell, 2016, p. 342)

クーパーズタウンのドラッグストアには，**処方箋医師**がいる。

(田辺千幸 (訳)『サイレント』(下) ハーパーコリンズ・ジャパン，2017, p. 191)

米国で，予約なしで診察を受けることができるクリニック，例えば，ショッピングセンター内などにある小さな医療施設を**doc-in-the-box**（または **doc-in-a-box**）と呼ぶ (Conlon 2009, Dalzell and Victor 2013, Dickson 2006)。あるいは，そのような施設に勤務する医師に対する侮辱的なニックネームとしても使われる (Segen 2006)。2つの場面のうち，前者の訳語「救急医療センター」は大規模な医療施設を想起させる。後者の訳語「処方箋医師」は意味不明である。

doctor shopping

　複数の保健医療提供者 (health care provider) によるケアを不正な目的で非倫理的かつ違法に求める行動は，**doctor shopping**（ドクターショッピング）と呼ばれる。口語的な (collquial) 語である。規制薬物 (controlled substance) の処方箋を得るために行わ

れることが多い (*Taber's 24*)。*OED* にも収録されている語で，初出年は 1931 年。そのような行動をするという意味の自動詞 **doctor shop**（初出年は 1974 年）やそのような行動をする人 **doctor shopper**（初出年は 1961 年）も収録されている。

　規制物質の乱用を減らすために使う PDMP（prescription drug monitoring program）と呼ばれるデータベースを積極的に利用することで，どのような効果があったかを報じた *The Washington Post* の記事に出てくる。

> But when Kentucky, New York and other states insti-
> tuted strong requirements, use of the databases soared,
> **doctor shopping** declined, and overall prescribing of
> narcotics and other drugs fell.
>
> 　　　　　　　　　　　　　(*The Washington Post*, January 14, 2017)

　しかし，ケンタッキー州，ニューヨーク州，そしてその他の州が強い要件を制定すると，データベースの使用が急増し，**ドクターショッピング**は減少し，麻薬や他のドラッグの処方全体の数は下がった。

　なお，この記事によると，**doctor shopping** とは，1 ヵ月に 5 つ以上の処方者から規制薬物の処方箋をもらった人と定義されている。

donorcycle

　donor は 1513 年以前から「寄贈者，施主」の意味で使われていた語で，1910 年から「供血者」，1918 年から「臓器提供者」の意味でも使われるようになった (*OED*)。

米国の経済誌 *Forbes* に，"Organ Donations Increase When Motorcyclists Gather"（「オートバイ乗りが集結すると臓器提供が増加する」）というタイトルの記事が掲載された。

When I was in the residency phase of medical education, the trauma surgeons routinely referred to motorcycles as "**donorcycles**." This was a bit of gallows humor emphasizing the perceived frequency with which motorcycle riders would get into fatal accidents, such that they became organ donors.

(*Forbes*, November 29, 2022)

私が医学教育の専門医学実習の段階にいたとき，外傷外科医はいつも決まってオートバイのことを「**ドナーサイクル**」と呼んでいた。これは，オートバイ乗りたちは死亡事故に遭い，臓器提供者になる頻度が高いと受け止められていることを強調する，ちょっとしたブラックユーモアだった。

donorcycle は，**donor**（臓器提供者）と motor**cycle**（オートバイ）との混交（blending）によってできた「オートバイ」を指す語である。オートバイ事故は重大事故が多く，病院に搬送される患者は臓器提供者になる可能性高いことから（Spears 2006）。特に，緊急救命室（emergency room）で使われる語（Dunn 1997）。**donorcycle rider** は，「ヘルメットを着用していないオートバイ乗り」のことである（Poteet and Poteet 2000）。

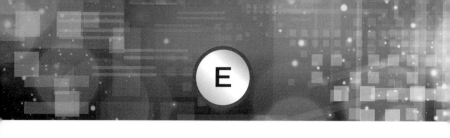

elopement

　一般の英和辞典には「駆け落ち」の意味しか収録されていない（ただし，『新英和大 6』には「出奔，逃亡，失踪（しっそう）」もある）**elopement** が，医療現場では別の意味で使われる。

　Lastly, the term '**elopement**' is typically used to describe the unannounced departure of a patient, who may be described as impaired, at any stage of the care process prior to official discharge, without the physician's knowledge.

　(Rade B. Vukmir, *Legal Issues in Emergency Medicine*. Cambridge University Press, 2018, p. 172)

　最後に，「**エロープメント**」という用語は，患者が健康を害していると表されるかもしれない状態なのに，正式な退院よりも前にケア過程のどんな段階であっても，医師が知ることなく，前触れなく出ていくことを表すのに使われる。

　動詞の **elope** については「《口》（無断で）失踪する《精神病院から無断で逃亡する》」（『医学英和 2』）があるが，「精神病院」に限定できない。患者が，精神科閉鎖病棟，あるいは入院医療施設から，予告なしに，あるいは無許可でいなくなることを指す動詞で，インフォーマルな語である（*Mosby's 11*）。一般の辞書でも "to leave a health-care or educational facility without permission or authorization" (*Merriam-Webster Online*) とある。

　病院の救急部門（emergency department）にやってきた患者が無断で姿を消したり，次の例にあるように，ナーシングホーム（nursing home）から認知症（dementia）の患者がいなくなったりする場合にも使われる。

Willow Gardens and Rose Haven had anti-wandering systems when residents **eloped** last fall.

(*The Gazette*, May 1, 2016)

　ウィロー・ガーデンズとローズ・ヘブンには，入所者が**いなくなった**昨秋に，徘徊防止システムが設置された。

E

Endone

　オーストラリアの Sydney を舞台にした警察小説に，次の場面がある。銃弾を受けた主人公が，2種類の鎮痛剤（analgesic）を飲むところである。

She came into the kitchen and watched me swallow two more **Panadol** and an **Endone**.

(Candice Fox, *Eden*. Random House Australia, 2015, p. 20)

　彼女はキッチンにやってきて，私が〈パナドール〉をさらに2錠と〈エンドン〉を1錠口に放りこむのを見ていた。

（冨田ひろみ（訳）『楽園　シドニー州都警察殺人捜査課』東京創元社，2017，p. 35）

Panadol は，オーストラリアを含む世界80以上の国々で使用される鎮痛薬アセトアミノフェン（acetaminophen）の商標名で

ある。GlaxoSmithKline group of companies の登録商標。それに対して，**Endone** は，Aspen Pharma Pty Ltd. 製の麻薬性鎮痛薬（narcotic analgesic）オキシコドン（oxycodone）の商標名であるが，オーストラリアでしか使用されていないものである。つまり，**Endone** はこの小説の舞台がオーストラリアであることを物語る，オーストラリア特有の商標名である。それは，米国で出版されたこの小説を見ても明らかである。まったく同じ場面が次のようになっている．

> She came into the kitchen and watched me swallow two more **Panadol** and an **Oxycodone** [*sic*.].
>
> (Candice Fox, Eden. Kensington Publishing Corp., 2017, p. 18)

商標名 **Endone** が米国で出版される際には消えてしまい，麻薬性鎮痛薬の一般名 **oxycodone** に置き換えられてしまっている。オーストラリア特有の薬品名のままでは，米国人がこの場面を理解することはできないと判断したと考えられる。国や文化が異なれば，そこで使われる医療語も異なることを表す例である。

environmental services

　次のように説明する英和辞典がある。*OED* が収録するのもこの意味で，初出年は 1926 年である。

> *environmental* services　環境保護業務［行政サービス］《公園整備・廃物処理など》　　　　　　　（『ジーニアス英和 6』）

病院などの医療施設では，異なる意味で使われる。

Environmental services, previously known as "**hospital housekeeping**," are a long underappreciated but key part of infection control in health care—even more so in the COVID-19 era.

(Texas A&M Today, August 20, 2021)

エンヴァイロンメンタル・サービシーズは，以前は「**ホスピタル・ハウスキーピング**」として知られており，長いあいだ正当に評価されないが，保健医療の分野において感染症コントロールの重要な部分である──新型コロナ感染症の時代においてはなおさらそうである。

洗濯物，廃棄物管理，放射線あるいは病原菌に汚染された用具の安全な処理，一般的な安全や維持管理などに責任のある部門である（*Mosby's 11*）。

ER から ED へ

病院で救急患者を受け入れる部門は，英国では **A&E** の略語で表される。**accident and emergency** の略語である。ニュージーランドでも使われる。この意味での初出年は 1931 年。**casualty** と呼ばれることもあり，初出年は 1927 年である（*OED*）。英国 BBC の医療ドラマには，*Casualty* がある。米国の場合は **emergency room** の略語 **ER** がよく知られていて，大ヒットした医療ドラマのタイトルにもなった。米国では，この **emergency room** やその略語 **ER** に代わって，**emergency department** やその略語 **ED** のほうが広く使われるようになっている。治療に使う単なる「部屋」ではなく，多くの異なる医療従事者が配置

される複合的な施設となってきたためである。カナダでは，両者
は同義語として使われている (*Mosby's 11, Taber's 24*)。

At the same time, our workplace stopped being the
ER and became the **emergency department**.

(Paul Seward, *Patient Care: Death and Life in the Emergency
Room*. Catapult, 2018, p. 53)

同時に，私たちの職場は **ER** であることをやめて**エマージェ
ンシー・デパートメント**になった。

While the general public knows it as the **emergency
room** or "**ER**," those in the field of emergency medicine
know that '**emergency room**' is an outdated phrase ...

(Gary D. Conrad, *The Pit: Memoir of an Emergency Physician*.
Ahimsa Press, 2019, p. vii)

一般の人たちはそこを**エマージェンシー・ルーム**，つまり
「**ER**」として知っているが，救急医療分野にいる者たちは「**エ
マージェンシー・ルーム**」は時代遅れのフレーズであることを
知っている［後略］

OED に は，**emergency room** が 2015 年 6 月，**emergency
department** が 2018 年 1 月に追録された。

なお，**EW** という呼び名もある。**emergency ward** の頭字語
(acronym) で，「イー・ダブ」と読む。

The **emergency ward**, or the "E-Dub," as we called it,
hosted a broad scope of disease and nighttime depravi-
ty.

(Scott A. Rivkees, *Resident on Call*. Lyons Press, 2014, p. 17)

救急病棟 (EW) を私たちは「イー・ダブ」と呼んだが，広

範囲の病気や夜間の悪行を受け入れた。

コーパスで見ると，COCA では **emergency room** が 4723 例，**emergency department** が 942 例，**emergency ward** が 52 例である。

Euthasol

NICU と呼ばれる新生児集中治療室（**n**eonatal **i**ntensive **c**are **u**nit）を舞台にしたノンフィクションに，治療費の内訳について列挙している場面がある。

Every doctor's consultation, every injection, every test, every technician, every diaper and wipe and smear of **A and D ointment** will be itemized, charged and tallied on that bill.

(Edward Humes, *Baby ER*. Simon & Schuster, 2000, p. 202)

医師の診断，注射，検査，技術，おむつ，タオル，**A 軟膏**，**D 軟膏**などといったものがひとつひとつ項目化され，請求され，明細書に書き込まれている。

（川上直子・加部一彦（訳）『Baby ER　新生児集中治療室』秀潤社，2002，p. 246）

"A and D ointment" の部分を「A 軟膏，D 軟膏」と 2 種類の薬に分けているのは適切ではない。**A and D** で 1 つの薬を指している。皮膚軟化薬（emollient）で，赤ちゃんのおむつかぶれ（diaper rash）予防や治療に使われる軟膏（ointment）の商標名である。実際の商品を見ると，**A and D** の部分は **A＋D** と書か

ている。A と D は，薬の成分に含まれる vitamin A と vitamin
D から。

　さて，ある小説に，動物病院に保管されている薬の種類を説明
する場面がある。

　　Then there was **pentobarbital**, or **Euthasol**, which
　　was used to euthanize sickly animals.

　　　(Karin Slaughter, *False Witness*. William Morrow, 2022, pp. 155-
　　　156)

　　苦しんでいる動物を安楽死させるのに使う**ペントバルビター
　　ル**や**ユサゾール**という薬もある。

　　　(鈴木美朋（訳）『偽りの眼』(上) ハーパーコリンズ・ジャパン，2022,
　　　p. 195)

　邦訳を読む限り，「ペントバルビタール」と「ユサゾール」の2
種類の薬が存在することになるが，そうではない。

　Euthasol は，犬を安楽死 (euthanasia) させるのに使用される
液剤 (solution) の商標名である。**eutha**nasia の **eutha** + **sol**ution
の **sol** からの命名であると考えられる。米国 Virbac AH, Inc. の
登録商標 (registered trademark) で，社名は **vir**ology（ウイルス
学）と **bac**teriology（細菌学）から。その薬の一般名が，ペントバ
ルビタールナトリウム (pentobarbital sodium) とフェニトイン
ナトリウム (phenytoin sodium) である。つまり，その場にあっ
た薬は1種類ということになる。

　同じ小説の次の場面では，適切に訳出されている。

　　Callie looked at the **pentobarbital**. The label identified
　　it as **Euthasol**, and they used it for exactly what the
　　name implied.

キャリーは**ペントバルビタール**を見やった。**ユサゾール**とい
う商品名のラベルがついているが，まさにこの薬品はその名の
とおり安楽死（ユーサネイジア）に使用される。

(同書（下），p. 262)

examining-table paper

boarder には，一般に「（賄い付の）下宿人」の意味がある。
医療現場では，「すでに入院を必要としなくなったが，病院から
食事と宿泊場所を提供される患者」のことを **boarder** と呼ぶ。
普通は，退院後の生活環境が整うまでのあいだに限られる
(*Taber's 24*)。また，ホームレスが病院の ER にやってくる目的を
指すスラングに **three hots and a cot** があった (Dunn 1997)。「3
度の温かい食事とベッド」の意味で，1960 年代から米国で使わ
れるスラングである (Green 2008)。

養育能力がない母親に捨てられ病院に収容された赤ちゃん，あ
るいは出産した母親が退院後も新生児室（nursery）に残された赤
ちゃんは，**boarder baby** と呼ばれる (*Mosby's 11*)。

さて，里親などの受け入れ先が見つかるまで公立の病院に移さ
なければならないこの **boarder baby** の世話を，看護師たちが
規則に反してそのまま自分たちの産科病棟で続ける場面がある。
その男児が入っている部屋の中が見えないようにして，検査をす
り抜けようとする。

Nurses and other staff members emptied his room,
moved the furniture to the basement, covered his win-

dow with **examining-table paper** and locked the door.

> (Jack Canfield, Mark Victor Hansen, and LeAnn Thieman, *Chicken Soup for the Nurse's Soul*. Health Communications, Inc., 2001, p. 40)

ナースたちと他の職員たちは彼の部屋を空にして，家具を地下室に動かし，**調査用紙**で窓を覆いドアを閉めました。

> (川原礼子・山田智恵里（監訳）『愛はあなたの手のなかに　ナースが贈るこころのチキンスープ』看護の科学社，2008，p. 45)

　examining-table は「診察台，検査台」で，初出年は 1877 年である（*OED*）。**examination table** とも呼ばれる。この台の上に敷く使い捨てのペーパーが **examining-table paper** で，ロール状に巻いてあるものを引き出して，台の上に敷いて使用する。邦訳の「調査用紙」が何を意味するのかは不明だが，このロールから引き出したペーパーを使って窓を覆ったのである。

fascinoma

　米 国 *The Washington Post* 紙 の Health & Science 欄 に "Woman's nonstop drenching sweats were a medical mystery"（「女性の絶え間ない大量発汗は医学の謎だった」）と題する記事が掲載された。原因不明の多汗症（hyperhidrosis）に苦しむ 59 歳の女性について次のように書かれている。

"It's a **fascinoma**," said retired Washington internist Charles Abrams, using the medical slang for an unusual —or unusually interesting—case.

(*The Washington Post*, October 14, 2013)

　「それは**ファッシノーマ**だ」ワシントン在住で元内科医のチャールズ・エイブラムズは，普通でない―めったにないほど興味深い―症例を指す医療スラングを使いながら言った。

fascinoma とは，「魅力的な」の意味の形容詞 **fascinating** と「腫瘍」の意味の接尾辞（suffix）**-oma** からの造語で，「魅力種」といったところ。診断が難しい，または医師が興味をそそられる興味深い疾患，あるいはそのような疾患を抱える患者のこと指して 1978 年から使われはじめた語（Kipfer and Chapman 2007, Lighter 1994）。メディア報道だけでなく，医療ノンフィクション作品にも登場する語である。

His condition happened to be a rarity—a **"fascinoma,"**
as we called uncommon cases.

(Cory Franklin, *Cook County ICU*. Academy Chicago Publishers,
2015, p. 56)

彼の状態はたまたまめったにないもの──「**ファッシノーマ**」
だった。私たちは珍しい症例をそう呼んでいた。

さらに否定を表す接頭辞 (prefix) の **un-** が付けば，診断専門
医にとっては興味をそそられる疾患や患者だが，外科医にとって
は興味のない **unfascinoma**（「魅力なし腫」）となる。

医学部卒業後の専門医学実習 (residency) を行う研修医 (resi-
dent) たちの苦悩を描いた作品には，次のような場面がある。

She arranged a stat CT scan that showed a golf-ball-
sized mass in his frontal lobe, most probably a lympho-
ma but possibly some other terrible **horrenderoma**.

(Robert Marion, *The Intern Blues*. HarperCollinsPublishers, 2001,
p. 182)

彼女が大至急で CT スキャンを手配すると，彼の前頭葉に
ゴルフボールほどの大きさの塊があるのがわかった。それはた
ぶんリンパ腫だが，しかしことによると何かほかの恐ろしい**ホ
レンデローマ**かもしれなかった。

horrenderoma とは，「恐ろしい」の意味の形容詞 **horren-
dous** と接尾辞の **-oma** からの造語で，文字通りは「恐ろしい腫
瘍」である。医学的に危険な状態（通例は，がん (cancer)），あ
るいはそのような状態の患者を指すものとして，1977 年から使
われはじめた語である。**horrendioma** とか **horrendoma** と綴
る場合もある (Lighter 1997)。

　形容詞 **horrendous** を使ったものには **horrendoplasty** もある。「形成手術」の意味の名詞連結形 (combining form) **-plasty** と結びついた造語で，「恐ろしい形成手術」である。初出年は 1972 年 (Lighter 1997)。

　horriblectomy は，「恐ろしい」の意味の **horrible** と「切除術」の意味の連結形 **-ectomy** からの造語で，「恐ろしい切除術」のこと。初出年は 1987 年。例えば，重度の熱傷を負った患者の皮膚の大部分を切除する場合などを指す表現である (Lighter 1997)。

▌ fast track

　名詞の **fast track**（ファーストトラック）について，英和辞典では『ジーニアス英和 6』が「早道；ビジネスマンの出世コース」だけを収録する。『スーパー・アンカー英和 5』には，その他に「高速車線」や「《米》（法案・協定などの）一括承認手続き，ファーストトラック」の意味もある。

　救命医たちの夜勤 (night shift) の様子を伝えるストーリーには，次の場面がある。

　　"Ive already seen him in **Fast Track**. I didn't see any bumps either, but I gave him some Zovirax ointment."

　　(Mark Plaster, *Night Shift: Stories from the Life of an ER Doc.* Plaster Publishing, 2013, p. 179)

　「私もファーストトラックで彼を見ました。ぶつぶつは確認できませんでしたけど，ゾビラックス軟膏を出しておきました」

　病院の救急部門 (emergency department) において，急病では

あるものの，すぐに生命に危険が及ぶような病気や怪我でない患
者が，治療の優先順位を決めるトリアージ（triage）を受けるク
リニックを **fast-track** でと呼ぶ。口語的な（colloquial）語であ
る。患者の待ち時間を短縮するために使用されるもの（*Taber's
24*）。ハイフンなしでも使われる。

A new **fast track** is now open to patients in the Emer-
gency Department at Emory Johns Creek Hospital.

(Emory News Center, September 17, 2018)

新しい**ファーストトラック**が，エモリー・ジョンズ・クリー
ク病院に現在オープンしている。

feeder-grower

米国 New York にある NYU Langone Medical Center の新生
児集中治療室（neonatal intensive care unit）に入院中の赤ちゃ
んの様子を伝えるメディア報道に，**feeder-grower** という語が出
てくる。

But he had recently been designated a "**feeder-grow-
er**," and moved out of an incubator and into a bassinet.

(Intelligencer, November 3, 2012)

しかし，彼は最近「**フィーダー・グローワー**」に選ばれて，
保育器から出て新生児用かご型ベッドに移された。

feeder-grower とは，栄養を摂取する（feed）だけで成長する
（grow）くらい良好な状態にあり，医学的には特に心配する必
要のない赤ちゃんのことである。**feeder-and-grower** とも呼ば

れる。

In NICU jargon a baby who doesn't need much medical support is called a **feeder-and-grower**.

(Sarah DiGregorio, *Early*. 4th ESTATE, 2020, p. 293)

NICU のジャーゴンで，医療的なサポートをあまり必要としない赤ちゃんは，**フィーダー・アンド・グローワー**と呼ばれる。

fishing expedition

fishing expedition について，英和辞典には「《情報・罪証などを得るための》法的尋問；《広く》探りを入れること」(『リーダーズ英和3』) のような説明がある。

OED の初出年は1961年であるが，Dalzell and Victor (2013) によると1874年である。反対尋問を行う弁護人，ジャーナリスト，スパイがそのような行動を指して婉曲的に使う場合もあり，**fishing trip** とも呼ばれる (Holder 2002)。

医療現場では，試験的手術 (exploratory surgery) のことを指して使われることがある。腹部を開いて臓器に病気や損傷などがないかを調べる試験開腹術の場合が多い (Konner 1988)。あるいは，次の用例にあるように，診断を確定するために実施される多くの検査を指す場合もある。

So I ordered a lot of tests, often referred to as a "**fishing expedition**".

(Steven Bentley, *A License to Heal: Random Memories of an ER Doctor*. iUniverse, 2014, p. 94)

そこで私は，しばしば「**フィッシング・エクスペディション**」
と呼ばれるたくさんの検査を指示した。

また，疫学（epidemiology）の分野では，首尾一貫した仮説は
ないものの，さらなる研究の糸口を見つけるために実施される試
験的な研究を指す語である（Porta 2014）。

floppy baby syndrome

乳幼児の筋緊張低下（hypotonia），特に脊髄性筋萎縮症（spinal
muscular atrophy）を指すインフォーマルな語に **floppy baby
syndrome**（フロッピー・ベイビー症候群）がある。*floppy* に「く
たっとした，へなへなの」の意味があることから。*Collins Dic-
tionary* が，2014 年には "New Word Suggestion" で収録した。
英国 BBC のニュースでも取り上げられた。**floppy infant syn-
drome** とも呼ばれる（*Stedman's 7, Taber's 24*）。

Spinal muscular atrophy (SMA) —"**floppy baby syn-
drome**"—is the leading genetic cause of death in chil-
dren.

(BBC, 27 February 2012)

脊髄性筋萎縮症（SMA）—「**フロッピー・ベイビー症候群**」
—は，子どもの死因のうち遺伝性疾患では主なものである。

fly-in fly-out midwife

オーストラリアでは，都市部と人里離れた遠隔地との間を空路

で往復する雇用形態を **fly in, fly out** と呼ぶ。形容詞 **fly-in fly-out** で限定形容詞 (attributive adjective) として使われることが多い (*ACOD, AND2, MD4*)。特に鉱業に従事する職場にあてはまる形態であるが，オーストラリアが **flying doctor** 発祥の地であることからもわかるように，医療現場でも使われる。次の場面では，助産師 (midwife) を修飾している。

There'd be a **fly-in fly-out midwife**, but hopefully the health centre would have a full-time nurse ...

(Fiona McArthur, *The Baby Doctor*. Michael Joseph, 2017, p. 18)

フライ・イン・フライ・アウトの助産師がいるだろうが，うまくいけば，医療センターには常勤の看護師がいるだろう［後略］

fly-in fly-out の頭字語 (acronym) の **FIFO** が使われることもある。「ファイフォウ」と読む (*AND*)。オーストラリア New South Wales 州では，このような雇用形態のドクターにかかるコストが高騰しているという。

He said the cost of using **FIFO** doctors had implications for hiring other staff.

(ABC News, 29 April 2022)

彼は，**FIFO** ドクターを使うコストは，他のスタッフの雇用に影響を及ぼすと言った。

frequent flier

frequent flier (または **fequent flyer**) は，一般には「飛行機

を頻繁に利用する客」を意味するが，この語が病院の救急部門
（emergency department）などで使われることがある。急を要す
る症状がないにもかかわらず繰り返しやってくる患者のことで，
病院側からすると厄介な患者である。病院の薬局に来る場合もあ
る。アメリカ英語である（Thorne 2014）。**super-utilizer**，あるい
は **regular** と呼ばれることもある。

These so-called "**super-utilizers**" —sometimes re-
ferred to as **frequent fliers**—are, not surprisingly, often
at risk for early death. And they can put a strain on hos-
pitals' emergency departments.

(*Chicago Tribune*, September 2, 2016)

これらのいわゆる「**スーパー・ユーティライザー**」——**フリー
クエント・フライヤー**と呼ばれることもある——たちは，驚く
ほどのことではないが，しばしば早死のリスクがある。そして
彼らは病院の救急部門に負担をかける可能性がある。

実際に病院にやってくることはないが，救急車を呼ぶために頻
繁に電話をしてくる患者もいる。そのような患者は **frequent
caller** と呼ばれる。

Frequent callers—a term preferred within 999 servic-
es to "fliers"—include people with chronic, often multiple
conditions, mental health issues, high levels of anxiety,
lack of confidence in managing their own problems, and
people who feel socially isolated and may be seeking
attention.

(*The Guardian*, 25 Dec 2015)

フリークエント・コーラー——999 サービス内では「**フリー**

クエント・フライヤー」よりも好まれる語──には，慢性的で
しばしば多様な状態，メンタルヘルスの問題，高レベルの不
安，自分自身の問題を管理する場合の自信の欠如を抱えた人
や，社会的に孤立した気持ちで注意を引いているかもしれない
人が含まれる。

英国でよく使われる表現で，*The Daily Mirror* 紙（29 December 2016）は，South Yorkshire 州の Sheffield には，1 年間に電話を受けて 2077 回出動したにもかかわらず，実際に病院まで搬送したのはわずかに 5 回だった家があると伝えた。

F

FUBAR BUNDY

戦争現場で生まれた多くの隠語（argot）で，医療現場でも使われるようになった頭字語（acronym）に **BOHICA**，**SNAFU**，**FUBAR** がある。両方の現場に共通するのは，心身をすり減らす過酷な状況で活動が行われているということである（Goldman 2015）。

BOHICA は，**B**end **O**ver, **H**ere **I**t **C**omes **A**gain の頭字語で，文字通りは「身をかがめろ，また来るぞ」である（Conlon 2009）。医療現場では，救急患者や手術を受ける患者が次々に運ばれてくる場合，あるいは昇給，職員の配置，予算などに関して病院経営陣が発表する場合に使われる表現である（Dunn 1997）。

SNAFU（または **snafu**）は，**s**ituation **n**ormal: **a**ll **f**ouled（または **f**ucked）**up** の頭字語で，大混乱の状態を表す。文字通りは「状況はいつも通り，むちゃくちゃだ」である。主に米国で，もともとは米国軍で使われていた。初出年は 1942 年である（*OED*）。

医療現場では，大勢の患者で溢れて大混乱している状況を指す。

　FUBAR（または **fubar**）は，fouled（または fucked）**up be-yond all recognition** の頭字語で，しばしば fucked up の婉曲語法（euphemism）として使われる。文字通りは「見る影もないほどめちゃくちゃな」である。もともとは米国軍で使われていたスラングである。初出年は 1944 年で，動詞としても使われる（*OED*）。医療現場では，患者の状態を指す場合などに使われる。

We picked up a kid who had been **FUBAR'd** (F—d Up Beyond All Recognition) by a van.

(Sherry Lynn Jones, *Confessions of a Trauma Junkie*. 2nd edition. Modern History Press, 2017, p. 6)

　私たちはバンにはねられて**フーバーになった**（判別がつかないほどめちゃくちゃになった）子どもを収容した。

　この **FUBAR** に関連した表現に，**FUBAR BUNDY** がある。fucked **up beyond all recovery, but unfortunately not dead yet** の頭字語で，文字通りは「回復の見込みがないほどだめになったが，不幸なことにまだ死亡していない」の意味の形容詞である。手の施しようがない患者の状態を茶化すような "gallows humor" と呼ばれる不謹慎な表現であるが，これは救命医療の最前線で仕事をするスタッフにとっては，心身をすり減らす過酷な状況に対処するための方法でもある（*Urban Dictionary*）。

Now he's **fubarbundy** [*sic.*].

(Jed Mercurio, *Bodies*. Vintage, 2019, p. 23)

　現在，彼は**フーバーバンディ**の状態だ。

G

gauzoma

　米国 Alabama 州の病院で帝王切開（cesarean section）により出産した女性が，退院後に再び妊娠したと思われるほど腹部が腫れ，腸の機能が停止してしまったというニュースが報じられた。

Parks, now 40, had suffered from what is known officially as a **"retained surgical item"**—a sponge or instrument left in a patient's body.

(*USA Today*, March 8, 2013)

　パークスさんは現在 40 歳で，公式には「**リテインド・サージカル・アイテム**」として知られるもの—患者の体内に残されたガーゼあるいは器具—で苦しんでいた。

　手術後に誤って患者の体内に残されたままの手術器具を指す語には，この記事に出てきた **retained surgical item** の他に，**retained surgical body**，**retained foreign object**，**retained foreign item** などがある。共通するのは，「（体内に）保持された」という意味で **retained** という語が使われていることである。

　具体的に，**sponge** という語が使われることもあるが，1985年から 2001 年にかけて，実際に異物を体内に残された患者を調べた結果，3 分の 2 が **sponge** だったという。

The term **"retained sponge"** is often used as a catchall phrase for all manner of surgical paraphernalia left behind by absentminded doctors and the nurses who are supposed to assist them.

(Robert M. Wachter and Kaveh G. Shojania, *Internal Bleeding*. 2nd edition. Rugged Land, 2005, p. 136)

「**遺残スポンジ**」という言葉が，ぼんやりした医師や，その医師を補佐して残留品を注意しなければならない立場の看護師が置き忘れた手術器具全般をさす単語として定着してしまっているくらい，その種の事故の頻度は高い。

(福井次矢（監訳）・原田裕子（訳）『新たな疫病「医療過誤」』朝日新聞社，2007，pp. 176-177)

そのように，体内に放置されたガーゼなどの異物が原因で発生する偽腫瘍（pseudotumor）を **gauzoma** と呼ぶ。**gauze** と「腫・瘤」の意味の連結形（combining form）の **-oma** からの造語である。同様の意味を表す語には次のものがある。

> **gossypiboma**　ラテン語の **gossypium**（cotton の意味）＋スワヒリ語の **boma**（place of concealment の意味）から
> **textiloma**　**textile**（織物）＋ **-oma** から
> **muslinoma**　**muslin**（綿モスリン）＋ **-oma** から
> **cottonbaloma**　cottonball（脱脂綿）＋ -oma から
> **cottonoid**　**cotton** ＋ **-oid**（「～のようなもの」の意味の連結語）から

geri-chair

全米ベストセラーとなり，多くの言語に翻訳されてきた

Chicken Soup for the Soul シリーズのひとつに次の場面がある。「老人用椅子」と訳出されている **geri-chair** とは，どのような椅子なのか。

With news of the family's arrival, the team went into action, assisting Mr. Nolan into a **geri-chair**.

(Jack Canfield, Mark Victor Hansen, and LeAnn Thieman, *Chicken Soup for the Nurse's Soul*. Health Communications, Inc., 2001, p. 238)

家族がきたという知らせとともに，チームは行動を起こし，ノラン氏を**老人用椅子**に座らせた。

(川原礼子・山田智恵里（監訳）『愛はあなたの手のなかに ナースが贈るこころのチキンスープ』看護の科学社，2008，p. 166)

カナダの Calgary で，認知症を患う 84 歳の女性の娘が声を上げたニュースが報じられたが，その見出しは "Mother with dementia '**warehoused**,' daughter says"（「認知症の母が『ウェアハウス』されていた，娘が語る」）であった。**warehouse** は，一般には名詞で「倉庫，貯蔵所」の意味で使われるが，米国のスラングでは，動詞で「人（通例，精神疾患の患者）を大規模で非人間的な施設に入れる」の意味がある。1970 年代から使われている語(Green 2008)。長期療養施設（long-term care facility）に入所できない母親が，急性期治療病院（acute-care hospital）に 1 年近くも入れられたままであると娘は訴えた。その記事にも **geri-chair** という椅子が出てくる。

Initially she was kept in the '**geri-chair**' as a form of restraint. They don't have enough staff.

(CBC News, December 9, 2013)

最初は，彼女は拘束の一種としての「**ジェリ・チェア**」に

ずっと座らされていた。

geri-chair の **geri** は **geriatric**（老人（用）の）の短縮であるが，ただの「老人用椅子」ではない。もともとは商標名の **Geri-chair** で，キャスター付きの椅子であるが，座っている患者が自走させることはできない。前に食事用のトレーが付いている場合は自由に椅子から降りることはできないし，自由に動けないようにするための装具も付いているため，拘束具（restraint）としての役目もある（Birkett 2001）。

get （または have）your tubes tied

不妊手術で使われる卵管結紮（けっさつ）（tubal ligation）の方法を指す表現に，**get your tubes tied** がある。*Cambridge Dictionary* は，インフォーマルなイディオムとして **have your tubes tied** の形で収録している。**tube** は卵管（fallopian tube），**tie** は「結紮する」（tie off）を意味する。

Often termed "**getting your tubes tied**," tubal ligation is one of the oldest and most widely used method of contraception in this country.

(Chavi Eve Karkowsky, *High Risk*. Scribe Publications, 2020, p. 164)

しばしば「**チューブを縛られる**」と呼ばれる卵管結紮は，この国で最も古く，最も広く使われる避妊法のひとつである。

GI cocktail

cocktail（カクテル）について，一般の英和辞典に出てくる医療関連の意味は「（薬などの）取り合わせ」（『ウィズダム英和4』）くらいである。

単独で使用しても十分な効果はないが，数種類混合して病気の治療に使用する薬剤を cocktail と呼ぶ（Taber's 24）。特定の目的で薬剤を非公式に混合したもので，通例は溶液を指すインフォーマルな語。特に，HIV 陽性の患者を治療するために薬剤を混合する場合によく使われる語だという（Mosby's 11）。OED には，がん患者用の atomic cocktail（初出年は 1941 年）や末期患者に使用される鎮痛剤の Brompton cocktail（初出年は 1950 年で，現在は使用されなくなった）が収録されている。

次の場面に出てくる coma cocktail（コーマ・カクテル）とは，原因不明で昏睡（coma）状態の患者に投与される薬物の混合物のことである（Adams 2008）。

Years and years ago, I learned how to administer what was called a ***Coma Cocktail*** [*sic.*] to patients who came into the emergency department with altered mental status.

(Jeffrey E. Sterling, *Behind the Curtain*. Brown Books Publishing Group, 2015, p. 91)

何年も前に，私は異常な精神状態で救急部門にやってきた患者たちに**コーマ・カクテル**と呼ばれるものを投与する方法を学んだ。

食道炎（esophagitis）を治療するために救急部門（emergency

department）でよく使われる，**GI cocktail** と呼ばれるものもある（Adams 2008）。**GI** は **g**astro**i**ntestinal（胃腸の）の略語。

It is only when the ER doc gives him a "**GI cocktail**" from the ER bar and lounge—a mix of Maalox (an antacid), Donnatal (an antispasmodic), and Novocaine (a local anesthetic) that his pain disappears and he comes to accept that he will indeed live to see another day.

(Alan Duncan Ross and Harlan Gibbs, *The Medicine of ER*. Basic Books, 1996, p. 128)

ER の医師が ER のバー・アンド・ラウンジから「**GI カクテル**」—マーロックス（制酸薬），ドナタル（鎮痙薬），ノボカイン（局所麻酔薬）の混合物—を彼に投与してはじめて，彼の痛みが消え，本当に明日を楽しみに生きることを受け入れるようになる。

green whistle

　オーストラリアで，事故や外傷患者を搬送するパラメディック（paramedic）が 1970 年代から使用する鎮痛薬（analgesic）のメトキシフルラン（methoxyflurane）の商標名に **Penthrox** がある。吸入薬（inhaler）のこの薬は，吸入器が緑色のホイッスルの形をしていることから **green whistle**（グリーン・ホイッスル）と呼ばれる。オーストラリアやニュージーランドでは，救急車，軍隊，ライフセービング，スポーツクラブなどで長年使用されてきたもので，2016 年から英国などヨーロッパや米国でも販売が開始された。The Australian National University と Oxford University

Press Australia が 1988 年に設立した Australian National Dictionary Centre が，2018 年 8 月の "Oxford Word of the Month" に選ぶほどよく知られた語である。

Penthrox—known as the "**green whistle**" in Australia and New Zealand where it is used by ambulance staff and sports clubs—offers rapid pain relief within just six breaths.

(*The Daily Mirror*, 2 Feb 2016)

ペンスロックス―オーストラリアやニュージーランドで「**グリーン・ホイッスル**」として知られており，救急車のスタッフやスポーツクラブで使われている―は 6 回吸いこむだけですぐに痛みを和らげてくれる。

G

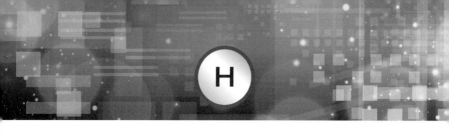

hang crepe

　最悪の事態を予想させることによって，患者の期待をコントロールすることを **hang crepe** と呼ぶ。米国で 1994 年から使われるスラングである (Dalzell and Victor 2013)。*crepe* は「ちりめん織りの喪章」のこと。文字通りは「クレープの喪章をつける」で，人が亡くなった場合にこの喪章をつけることから，過度に悲観的な予後（prognosis）を意図的に示すことによって，患者やその家族に衝撃的な結果に対する心の準備をさせるということである。

　These attempts to explain sudden catastrophe and what comes next are never easy. In residency we referred to chats like this as "**hanging crepe**," ...

(Catherine Musemeche, *Small: Life and Death on the Front Lines of Pediatric Surgery*. Darthmouth College Press, 2014, p. 186)

　突然の大きな不幸や次に起こることを説明しようとするこれらの試みは，決して容易ではない。専門医学実習時代，私たちはこのようなことについてしゃべることを「**クレープの喪章をつける**」と呼んだ。

　sow crepe，あるいは **sew crepe** とも呼ぶ。*sow* は「（種を）まく」の意味で，予後について患者やその家族の心に「疑いの種をまく」ということ。*sew* は「縫う」で，文字通り「クレープの

喪章を縫う」ということである (Waisel 2000)。

┃ **hard stick**

　専門医学実習 (residency) を行う研修医 (resident) のうち，実習 1 年目の研修医は特に **intern**（インターン）と呼ばれる。その研修医たちの 1 年間を追ったノンフィクション作品に，生後 3 ヵ月の赤ちゃんの採血をする場面がある。

"Can't get what?" I asked.

"I can't get the pre-op bloods. I've stuck this kid at least ten times, and I haven't gotten a single drop out of him. The kid's **aveinic** ..."

(Robert Marion, *Rotations: The Twelve Months of Intern Life*. HarperCollins, 1997, p. 68)

「採れないって，何が？」私は尋ねた。

「術前検査用の血液です。少なくとも 10 回はこの子に針を刺しましたが 1 回も採れないんです。**静脈が見つかりません**」

(田中芳文（訳）『アメリカ新人研修医の挑戦　最高で最低で最悪の 12 ヵ月』西村書店，2004，p. 102)

H

　この場面で使われている **aveinic** は，**a-**（「無」の意味の連結形）＋ **vein**（「静脈」）＋ **-ic**（「～の性質の」の意味の形容詞を作る連結形）からの造語である。「静脈が見つからない」といった意味になる。

　さて，名詞の **stick** は **needlestick** の短縮形で，「穿刺」(puncture) を指す口語的な (colloquial) 語である。特に皮膚または血管を刺す場合に使われる (*Taber's 24*)。また，動詞の **stick** は「静脈穿刺」(venipuncture) の意味で使われることがある

(Segen 2006)。

　この **stick** を使った **hard stick** という語がある。「（静脈が見つけにくく）針が刺しにくい患者」という意味のスラングである。**tough stick** とも呼ばれる (Conlon 2009)。

I have done blood draws on **hard sticks** on the unit, and I drop by electroconvulsive therapy three times a week to place ivs so I can keep my skills up.

(American Journal of Nursing, *Reflections on Nursing*. Wolters Kluwer, 2017, p. 40)

　私はその病棟で**針が刺しにくい患者たち**の採血をしてきた。そして，スキルを維持しようと点滴を入れるため，週に３回電気けいれん療法の現場に立ち寄る。

heart attack on a plate

　myocardial infarction（心筋梗塞）は，口語では **heart attack**（心臓発作）として知られている。食べ物に関してこの語が使われることがある。スコットランド東部 Dundee にある病院内で売られているパイが問題となった。

The Ninewells Hospital has caused outrage after it was found that a shop on its premise was selling a pie so calorific it has been dubbed **'a heart attack on a plate'**.

(*Metro*, 24 August 2014)

　ナインウェルズ病院は，病院構内の店であまりにも高カロリーで「**ハート・アタック・オン・ア・プレート**」と呼ばれて

きたパイを販売していることが判明した後，激しい憤りを引き
起こした。

heart attack on a plate は *OED* に収録されている表現で，
健康に害のある食べ物を指す口語的な（colloquial），主におどけ
た（humorous）言い方である。一般に飽和脂肪（saturated fat）
を多く含み，心臓疾患を起こす可能性が高いもの。初出年は
1984 年。**heart attack in a bun** などの形もある。もとは，揚
げたソーセージ，ベーコン，卵などの温かい朝食を指した。

holiday heart syndrome

"Holiday Drinking Can Harm Your Heart"（「休日の飲酒が心臓
に害を及ぼすことがある」）というタイトルの記事が *The New York
Time*s 紙に掲載された。

> Medical professionals have warned about the cardiac
> risks the holiday season carries for decades. In the
> 1970s, doctors gave a name to the particular toll of cele-
> bratory binge drinking: **holiday heart syndrome**.
>
> (*The New York Times*, December 1, 2022)

医療専門家たちは，休暇シーズンがもたらす心臓病のリスク
について何十年ものあいだ警告してきた。1970 年代に，医師
たちは，特にお祝いでアルコールを過度に摂取したことによる
犠牲に**ホリデーハート症候群**という名称を付けた。

休日や週末などのアルコールのむちゃ飲み（binge drinking）
に関連のある心不整脈（cardiac arrhythmia），特に心房細動

(atrial fibrillation) を **holiday heart syndrome**（ホリデーハート
症候群）と呼ぶ。医師の Philip Ettinger が命名したと言われる。
OED にも収録されている語で，その初出年は 1977 年となって
いる。**holiday heart** とも呼ばれる。

Hollywood Heart Attack

　米国の女性向け雑誌に，"10 Warning Signs Your Body Gives
You Before a Heart Attack"（「心臓発作が起こる前にあなたの身体が
発する危険信号」）と題する特集記事が掲載された。

"Two-thirds of women will have less-typical, **non-Hol-
lywood heart attack** symptoms," C. Noel Bairey Merz,
M.D., director of the Barbra Streisand Women's Heart
Center at the Cedars-Sinai Heart Institute in Los Ange-
les, tells *Woman's Day*.

(*Woman's Day*, January 22, 2021)

　「女性の 3 分の 2 には，あまりそれらしくない，**ノン・ハリ
ウッド・ハート・アタック**の症状が出るでしょう」ロサンゼル
スにあるシーダース・サイナイ心臓研究所バーブラ・ストライ
ザンド・ハート・センターの C・ノエル・ベアリー・マーズ
医師は，*Woman's Day* 誌に対して語る。

　映画などで登場人物が心臓発作（heart attack）に襲われる場面
では，その人物が鋭い痛みに襲われ，顔色が赤くなり，胸を抱え
ながら倒れるのが典型的で，それを見た人はそれが心臓発作の症
状であると思いがちである。映画などで描かれるそのような心臓
発作が，**Hollywood Heart Attack**（ハリウッド・ハート・アタッ

ク）と呼ばれる。記事では，女性の場合，3分の2はそのような
症状が出ないと言っているのである。

They call it the "**Hollywood Heart Attack**"—the actor
clutching his chest before keeling over. But in real life,
most people are clueless about actual signs of a heart
attack ...

(CBS News, January 24, 2006)

それは「**ハリウッド・ハート・アタック**」──俳優が突然倒れ
る前に胸を抱えているように──と呼ばれている。しかし，実
生活では，ほとんどの人は心臓発作の現実の徴候については手
掛かりがない［後略］

humidicrib

　オーストラリア英語で，温度と湿度を監視・調整する装置が付
いた未熟児（premature baby）を入れる保育器（incubator）のこ
とを **humidicrib** と呼ぶ。*Collins Dictionary* が2012年の時点
で "New Word Suggestion" としているが，オーストラリアでは
すでに1946年から使われている語である（*AND2*）。**humid**（湿気
のある）＋**-i-**＋**crib**（ベビーベッド）からできた語である（*MD4*）。

　オーストラリアのメディアで，未熟児で生まれた4歳年下の
妹のことを振り返る女性の話が報じられた際にもこの語が出てき
た。

I still remember my mum's wedding ring fitting over
her tiny little hand while she was in the **humidcrib** [*sic.*].

(SBS News, 2 November 2020)

　私は，彼女が**ヒューミディクリブ**のなかにいる間に，その
ちっぽけな手に自分の手を合わせながら耳にした，母の結婚を
知らせる教会の鐘の音を今でもまだ覚えている。

hygiene theatre (theater)

　Goldman（2014）が取り上げたスラング表現に，**hand-wash-ing theatre** と，それに倣った **CPR theatre** があった。

　hand-washing theatre は，医師がアルコール消毒したばかり
で乾ききっていない両手を挙げて病室に入っていく様子を指す。
患者やその家族に自分の両手が清潔であることを示すのが目的で
ある。

　CPR theatre は，蘇生の見込みがないにもかかわらず，心肺
蘇生術（cardiopulmonary resuscitation）を試みている様子を指
す表現である。患者本人のためではなく，その家族のために行っ
ている行為である。蘇生のふりをしているだけであることから，
Hollywood Code と呼ばれることもある。また，**Code Blue** の
ように急ぐことなく，医師がゆっくりと行動することから，
Slow Code と呼ばれることもある（*Taber's* 24）。

　theatre を使った語には，**hygiene theatre**（ハイジーン・シア
ター）もある。英国 *The Guardian* 紙に次の記事が掲載された。

　What Claudia is performing on behalf of the custom-
ers who frequent her skincare clinic is "**hygiene the-
atre**". The term was first coined by the Atlantic writer
Derek Thompson in a July 2020 essay, in which he de-
fined **hygiene theatre** as Covid safety protocols "that

make us feel safer, but don't actually do much to reduce risk, even as more dangerous activities are still allowed".

(*The Guardian*, 12 July 2021)

　クローディアが彼女のスキンケアクリニックを頻繁に訪れる顧客のために行っているのは，「**ハイジーン・シアター**」である。その語は，『アトランティック』誌のライター，デレク・トンプソンが 2020 年のエッセイのなかで最初に造り出したもので，彼は**ハイジーン・シアター**を，「もっと危険な活動が許されているにもかかわらず，より安心であると感じさせるが，リスクを減らすためには実際にはあまり役に立たない」新型コロナウイルス感染症の安全手順と定義した。

　この **hygiene theater** を取り上げた CNN（April 22, 2021）の報道では，**mask theater**（マスク・シアター）という表現が登場する。レストランで食事をするときにはマスクを外してテーブル越しに長時間会話をしている一方で，屋外で歩道を歩くときにマスクを付けているのは，他人に安心感を与えるだけで，感染拡大防止には直接的には役に立っていない状況を指している。

H

hypo-Xanaxemia

　抗不安薬（anxiolytic）などとして使われるアルプラゾラム（alprazolam）の商標名に **Xanax**（ザナックス）があり，『ジーニアス英和 6』や『新英和中 7』などは収録している。**ER** と呼ばれる緊急救命室（emergency room）にやって来た患者について説明する場面では，この **Xanax** をもとにした **hypo-Xanaxemia** という語が出てくる。

She has what we euphemistically called "**hypo-Xanaxemia**" (not enough antianxiety medicine).

(Dr. S., *Cold Winter Nights: Another Month in the ER*. Writers Club Press, 2001, p. 39)

彼女は，婉曲的に「**ハイポ・ザナックセミア**」（抗不安薬が十分でない）と呼ばれる状態である。

接頭辞（prefix）の **hypo-** は「下に，以下，不十分な」の意味，接尾辞（suffix）の **-emia** は「血液の状態」を意味する（*Mosby's 11*）。したがって，**hypo-** ＋ **Xanax** ＋ **-emia** からできた **hypo-Xanaxemia** は，患者の血液中のザナックスが不十分であることを表している。文字通りは，「ザナックス不足血液状態」といったところである。

injecting room

　薬物の使用により生じる健康，社会，そして経済上の悪影響を減少させることを主たる目的とした政策やプログラムとその実践を，ハームリダクション（**harm reduction**）と呼ぶ。オーストラリアには，その考え方に基づいて設置された **injecting room**（インジェクティング・ルーム）と呼ばれる施設がある。管理された合法的な薬物注射施設で，すでに違法薬物を手に入れた人たちが薬物を注射できる。施設内には訓練を受けた医療スタッフが常駐しており，その監視下で常用者は自分で注射をする。何か問題が発生した場合にはすぐに医療スタッフが介入し，救命処置が行われる．**safe injecting room**，あるいは **heroin injecting room** とも呼ばれる（*MD4*）。

　The **injecting room** is in a nondescript office building opposite Kings Cross station.

(*The Sydney Morning Herald*, May 2, 2021)

　その**インジェクティング・ルーム**は，キングス・クロス駅向かいの何の変哲もないオフィスビル内にある。

intubator

intubator には，医療器具の「挿入器，挿管器（＝introducer）」（『医学英和2』）の意味がある。

次の場面では，この **intubator** が登場する。しかし，邦訳では無視されていてわからないが，気管挿管（endotracheal intubation）をするための「挿管器」ではなく，気管挿管の処置をする「挿管者」の意味で使われている。

As a young resident and fellow, at the first call of code blue I'd race to the head of the bed as the **intubator**, the person who puts the tube into the trachea to provide lifesaving air from the ventilator.

(Wes Ely, *Every Deep-Drawn Breath*. Scribner, 2021, pp. 45-46)

研修医やフェローだった頃，コードブルーがあると私は真っ先に患者の枕元に行き，気管挿管の準備をしたものだ。気管挿管とは患者の器官にチューブを入れることで，そうすることで人工呼吸器を使って息を送り患者を救うことができる。

(田中竜馬（訳）『息を深くするたびに』金芳堂，2023，p. 64)

intubator には，「挿管者」と「挿管器」の両方の意味がある（*Stedman's 28*）。医学分野のジャーナルには，医師，看護師，呼吸療法士（respiratory therapist）など，気管挿管の処置に関わる人たちの感染リスクを論じる論文で，"prioritising **intubator** safety in a pandemic"（「パンデミックにおいて**挿管者**の安全を優先する」）のような表現が使われている例がある。

コーパスで見ると，COCA には **intubator** が4例あり，うち1例は「挿管者」である。

┃ IR

　大学病院の集中治療室（intensive care unit）を舞台にした小説に，医師が投薬の内容を説明する場面がある。

　We've got 250 milligrams of **Solu-Medrol Q six hours**, Cefobid 2 grams **BID** ... Ferrous sulfate 300 milligrams **TID** ...

(Richard Dooling, Critical Care. Picador USA, 1992, p. 96)

　ソル・メドロール Q を 6 時間ごとに 250 ミリグラム，セフォビドを 2 グラム **1 日 2 回** ［中略］硫酸第一鉄 300 ミリグラムを **1 日 3 回** ［後略］

（西田佳子（訳）『集中治療室』早川書房，1996, p. 150）

　邦訳の「ソル・メドロール Q を 6 時間ごとに」の部分は，原文では **Solu-Medrol Q six hours** である。邦訳を読む限りでは，**Solu-Medrol Q** が薬品名となる。

　この場面では，投薬に関する略語が使われている。**BID** は，ラテン語の *bis in die* の頭文字で，「1 日 2 回」（twice a day）の意味，**TID** はラテン語の *ter in die* の頭文字で，「1 日 3 回」（three times a day）を意味する。**Solu-Medrol Q** の Q は，ラテン語の *quaque* の頭文字で，「～ごとに」の意味である。したがって，**Q six hours** の部分が「6 時間ごとに」を意味していて，**Solu-Medrol** が薬品名（この場合は商標名）となる。

　さて，**ADHD** と呼ばれる注意欠陥多動性障害（attention deficit hyperactivity disorder）などに対して使用される中枢神経刺激薬（CNS stimulant）の商標名に **Adderall** がある。同じ **Adderall** でも **Adderall XR** という名称のものがあるが，この **XR**

は，"extended release"（「徐放性の」）の略語で，薬剤の溶解に時間差があり，薬効がより長く持続ことを表すものである。厄介なことに，同様に "extended release" を表す略語には，**Ultram ER** の ER や **Minipress XL** の **XL** もある。

Adderall について説明する場面が小説に出てくる。

> **Adderall** came in two versions, **IR** for immediate release and **XR** for extended release.
>
> (Karin Slaughter, *False Witness*. William Morrow, 2022, p. 440)

> **アデロール**には 2 種類ある。速放性の **IR** と，徐放性の **XR** だ。
>
> （鈴木美朋（訳）『偽りの眼』（下）ハーパーコリンズ・ジャパン，2022, p. 126）

この場面に出てくる **XR** については，*Dorland's 7* や *Stedman's 5* にあるが，**IR** についての情報がない。用例にあるように "immediate release"（「速放性の」）の略語である。最新の *Dorland's 8* が収録した。

"It's the story, stupid!"

英国 *The Guardian* 紙に，次の見出しの記事が掲載された。更年期（menopause）に苦しむ女性を適切にサポートできなければ，英国経済に大きな損害をもたらすことになるという警鐘を鳴らす内容の記事である。

> **It's the menopause, stupid**—why Britain can't afford to ignore women's health

(*The Guardian*, October 17, 2022)

大切なのは更年期である，そんなこともわからないのか——
なぜ英国は女性の健康を無視するわけにはいかないのか

　1992年の米国大統領選挙で，Bill Clinton 陣営が経済政策の重要性を訴えるために使ったスローガンが"It's the economy, Stupid!"であった。政治顧問（political advisor）を務めたJames Carville が考案した（Titelman 2000）。「大切なのは経済なんだよ，そんなこともわからないのか，馬鹿者！」といったところである。その後，特に政治的文脈で，明らかに最も重要であるとみなす事実や問題点を明らかにして強調するために，"**it's (the) ～, stupid**"という表現が使われるようになった（*OED*）。例えば，"It's the healthcare system, stupid!"（「大切なのは保健医療のシステムなんだよ，そんなこともわからないのか！」）といった具合である。

　米国の精神科医療の最前線を描いた作品にも出てくる。臨床医が患者の話すストーリーに注意深く耳を傾けることをしなければ，どんな診断も，処方薬も，心理療法も適切なものとはならないと主張する。

　It's the story, stupid!　These words are intended to provoke awareness, not to insult.

(René Muller, *Psych ER*. The Analytic Press, 2003, p. 166)

　「**大切なのは患者の話すストーリーだよ，そんなこともわからないのか！**」［中略］これは相手を侮辱するのではなく自覚を促すための言葉である［後略］

(田中芳文（訳）『アメリカ精神科 ER——緊急救命室の患者たち』新興医学出版社，2007，p. 214)

jailitis と incarceritis

2015年4月，米国Maryland州Baltimoreで，25歳のアフリカ系アメリカ人男性が，警察に逮捕された際に負った傷が原因で拘留中に死亡した問題は，抗議する住民の一部が暴徒化して警察隊と衝突する事態に発展した。身体の不調を訴えるその男性に対して，警官たちはなぜ治療を受けさせなかったのか，その理由を伝える "The Jail Cell or the Ambulance?"（「独房，それとも救急車？」）というタイトルの記事がある。

Why didn't officers get medical help? Apparently, at least one of them had already diagnosed his condition: "**Jailitis**."

(*The Atlantic*, May 12, 2015)

なぜ警官たちは医療援助を受けなかったのか？ どうやら，警官のうち少なくともひとりが，彼の状態をすでに診断していたようだ。その診断は「**ジェイリティス**」だ。

jailitis（「刑務所炎」）は，「刑務所」意味の名詞 **jail** と「炎症」の意味の接尾辞（suffix）**-itis** からの造語である。拘留中，あるいは刑務所の独房内で仮病を使うことを指す。

incarceritis（「投獄炎」）という語もあるが，この場合は「投獄する」の意味の動詞 **incarcerate** と「炎症」の意味の接尾辞 **-itis** からで，投獄を逃れるために使う仮病のことである（Conlon

2009)。

When a patient is in police custody, EMS clinicians may be less likely to perceive the patient's pain and injuries as genuine and instead attribute them to **incarceritis**, industry slang for exaggerating symptoms of illness or trauma in order to avoid jail.

(STAT, Feb. 6, 2023)

患者が警察に拘束されたとき，EMS の現場にいる者たちはその患者の痛みや怪我を本物だと認めることはあまりなくて，その代わりにそれらは**インカーセリティス**のせいだと考える。それは業界内のスラングで，刑務所を避けるために病気，あるいは外傷の症状を誇張することを意味する。

J

lap chole と lap appy

lap が **laparotomy**（腹壁切開）の略語であることは『医学英和2』や『医学略語4』からわかるが，それ以外にも **laparoscopy**（腹腔鏡検査法）の略語として使われることもある（*Dorland's 8*）。さらには，形容詞 **laparoscopic**（腹腔鏡下の）の略語として使われ，医療スラングの **lap chole** や **lap appy** がある（Conlon 2009, *Stedman's 5*, *Vera Pyle's 10*）。

It is a true surgical error, and, like any surgical team doing a **lap chole**, we were intent on avoiding this mistake.

(Atul Gawande, *Complications: A Surgeon's Notes on an Imperfect Science*. Metropolitan Books, 2002, p. 71)

それは真に外科的なミスであり，**胆嚢切除**をおこなうほかの外科チームと同様，私たちもこのミスだけは避けようと注意を怠らなかった。

（古谷美登里・小田嶋由美子（訳）『予期せぬ瞬間　医療の不完全さは乗り越えられるか』みすず書房，2017, p. 69）

邦訳では **lap chole** の部分が「胆嚢切除」になっているが，**lap chole** とは **laparoscopic cholecystectomy**（腹腔鏡下胆嚢摘出術）のことで，ただの「胆嚢切除」ではない。

lap appy は，**laparoscopic appendectomy**（腹腔鏡下虫垂切除

術）の略語である。

The surgeon, Dr. Howard, who had already started the **lap appy** operation, looked somehow very peculiar.

(John Benedict, *Fatal Complications*. Oceanview Publishing, 2015, p. 68)

その外科医，ドクター・ハワードはすでに**ラップ・アピー**手術を開始していたが，どういうわけかとても奇妙な様子だった。

Lasix

医療ドラマ *ER*（『ER 緊急救命室』）のなかで，回診中に **pimping** と呼ばれる質問攻めにされた研修医（resident）が，最後の質問に対する答えに窮する場面がある。その質問は，**Lasix** という利尿薬（diuretic）の名前の由来を問うものであった。次の記事では，その由来について言及されている。

Furosemide's brand name **Lasix** comes from the fact that the drug, when given orally, "lasts six" hours.

(*Emergency Physicians Monthly*, April 18, 2016)

利尿薬フロセミドのブランド名**ラシックス**は，その薬が経口投与されると，効果が「ラスツ・シックス」アワーズ（6 時間続く）という事実に由来する。

薬品の命名法（nomenclature）について分析した Elsobky（2019）によると，薬品の商標名には 12 のパターンがあり，**Lasix** は，用法（dose regimen）や持続時間（duration）による命

L

名に分類される。例えば，抗生物質 (antibiotic) の **Cefobid** も
この区分に属するが，それは，**Cefobid** が **ceph**alosporin（抗生
物質の一般名）＋ **BID**（「1 日 2 回」の意味の略語）からの命名だから
である。

life-flight

air ambulance（エア・アンビュランス）は，負傷者や病人を搬
送するヘリコプターや飛行機を指す語で，*OED* の初出年は
1920 年である。*OALD* がどういうわけか "*especially British
English*" としているが，コーパスで見ると，BNC は 44 例，
COCA は 76 例である。

The cost of healthcare is rising. Nowhere is that more
true than in the rising costs of **air ambulances**.

(NBC News San Diego, April 2, 2019)

　保健医療にかかるコストが高騰している。**エア・アンビュラ
ンス**にかかるコストの高騰ほどそれが当てはまるところはな
い。

OED には，飛行機の **ambulance airplane** と **ambulance
plane** が収録されている。両者ともに初出年は 1918 年で，前者
は主に北米で使われるとしている。

　米国，カナダ，オーストラリアなどで **air ambulance** による
救急搬送サービスの名称に使われる語に **Life Flight**，あるいは
LifeFlight がある。この語は，**life-flight** で動詞として使われる
ことがあるが，特に受動態で「航空機で救急搬送される」の意味
で使われるようである（*Urban Dictionary*）。COCA で見ると，動

詞 10 例のうち 9 例が **be life-flighted** の形である。

According to Fayette County 911, the man **was life-flighted** to UPMC Presbyterian in Pittsburgh.

(CBS News, July 30, 2023)

（ペンシルベニア州）ファイエット郡の 911 によると，その男性はピッツバーグにある UPMC プレスビティリアン病院へ**航空機で搬送された**。

logroll

一般に「丸太転がし」の意味の名詞 **log-rolling** は，医療現場では「丸太を転がすようにして患者を移動させること」の意味で使われる (*Miller-Keane 7*, Segen 2006)。動詞の **logroll**（または **log roll**）でも使われる語である。脊柱（spinal column）を曲げることなく移動させることができる (*Mosby's 11*)。動詞の **log-roll** は名詞の **log-rolling** からの逆成（back formation）によってできた語である (*OED*)。

He and Heber **logroll** the motionless man onto their long board.

(J. A. Karam, *Into the Breach: A Year of Life and Death with EMS*. St. Martin's Press, 2002, p. 100)

彼とヒーバーはその動かない男性をロングボードに**ログロールしながら**のせる。

Stašková (2012) によると，医療分野の語で逆成によって生まれたものには，**defibrillate**（< de- + fibrillation），**excyst**（< excystation), **superinfect** (< superinfection), **hyperthyroid** (< hyperthyroidism), **hypoparathyroid** (< hypoparathyroidism), **vacuolating** (< vacuolation), **scintiscan** (< scintiscanner), **pheresis** (< plasmapheresis) などがあるが，このうち，*OED* で確認できるのは，**excyst** だけである。*Collins Dictionary* は，**defibrillate** が defibrillation からの逆成による語であることを示している。また，一般的に使われる **diagnose** は，diagnosis からの逆成によるものである (*Merriam-Webster Online*)。

LWBS

　米国の救急医療の現場を描いた作品に，次の場面がある。病院の **ER** の待合室を舞台にドラッグの取引が行われており，患者のふりをしてやってきた売人 (dealer) が，血圧を測定してもらっただけで，診察を受けることなく帰っていくというのである。

They would swap identical bags, and the dealer would get his blood pressure checked and drift back out, never making it even to registration: **LWBS** (left without being seen). Perfect.

　　(Pamela Grim, *Just Here Trying to Save a Few Lives*. Warner Books, 2000, p. 152)

　彼らはまったく同じバッグを交換し，ディーラーは血圧を測ってもらってからぶらりと帰ればいい。手続きはいっさいせず，**だれにもみとがめられずに去る**。完璧だ。

　　(古川奈々子 (訳)『ひとつでも多くの命を―ER 発・生と死の物語―』，角川書店，2001，p. 182)

　LWBS（left without being seen）の部分が「だれにもみとが
められずに去る」と訳出されているが，これは **LWBS** の意味を
正確に伝えていない。**LWBS** とは，**ER** にやってきて受付まで
終えたものの，医師による診察・検査を受ける前に帰ってしまっ
た患者のことである（*Dorland's 8, Stedman's 5*）。カナダの救急医
療現場を描く次の作品では，この **LWBS** と並んで，**LAMA**
（left against medical advice）が登場する。

> The ones who do this before we get a chance to as-
> sess them are known as **LWBS**: "left without being
> seen." At busy and overcrowded ERs, if wait times are
> too long, that number can be as high as 10 percent.
> The other main group is referred to as **LAMA**: "left
> against medical advice." These are people we have tri-
> aged and begun to treat but who decide they wanted to
> leave.
>
> 　(Brian Goldman, *The Night Shift*. Harper Perennial, 2011, pp.
> 　200–201)

　評価される機会を得る前にこうする人たちは，**LWBS** とし
て知られている：「診察されることなく去った」。忙しくて超満
員の ER では，待ち時間が長すぎると，その数は10パーセン
トになる。もう一つの主要なグループは，**LAMA** と言われ
る：「医学的助言に反して去った」。これらは，私たちがトリ
アージして治療を開始したが，去りたいと判断した人たちだ。

　また，米国 Chicago にある有名な公立病院の様子を伝える次
の用例に登場する **LWOT**（left without treatment）とは，診察・
検査は受けたものの，医師による診断・治療が終わる前に帰って
しまった患者のことである（*Stedman's 5*）。**LBTC**（left before

treatment complete) とも呼ばれる (Vukmir 2018)。

"LWOTs" they are called; Left Without Treatment.

(David A. Ansell, *County: Life, Death and Politics at Chicago's Public Hospital.* Academy Chicago Publishers, 2011, p. 135)

「**LWOT**」とその人たちは呼ばれる。つまり，治療なしに帰った患者。

LBT は，「治療前に去った」(left before treatment)，あるいは次の用例にあるように，「トリアージ前に去った」(left before triage) ことを表す略語である。次の場面では，そのような患者を指している。

... but I wasn't there so he was an **LBT** (left before triage).

(Kerry Hamm, *But I Came by Ambulance!* Independently published, 2016, p. 46)

［前略］しかし私がその場にいなかったので，彼は **LBT** (トリアージ前に去った) だった。

そのほかにも，診断・治療の最中に帰ってしまう **LDT** (left during treatment) という略語もある。

これらの略語はすべて，救急医療の現場が抱える問題を浮き彫りにしている。緊急度が低い軽症患者が次々とやってくることによって，本来最も優先すべき重症患者の治療に支障が出たり，待ち時間が長くなったりするという社会問題を背景にして生まれた表現である。

Maalox moment

　医師たちが集まって，患者の術後の経過がよくなかったり，合併症をきたしたり，死亡したりした症例について議論する会議を**M&M**と呼ぶ。morbidity（病的状態）**and m**ortality（死）の略語である。この会議は，指導医（attending physician）たちから質問攻めにされる研修医（resident）にとっては試練である。その場面で**Maalox moment**（マーロックス・モーメント）という表現が使われている。

> For most residents it was a definite **Maalox moment**, as they had to be thick-skinned and prepared for questions.
>
> (Harry Kraus, *Could I Have This Dance?* Zondervan, 2002, p. 193)

　ほとんどの研修医にとって，それはまぎれもなく**マーロックス・モーメント**だった。批判に動じることなく，質問に備えなければならなかったからだ。

　Maaloxとは，制酸剤（antacid）などとして使用される有名な市販薬の商標名で，*OED*にも収録されている。初出年は1951年である。その宣伝キャンペーンで使われた表現が**Maalox moment**で，もともとは米国の大学キャンパスで「（胃が痛むくらい）ストレスを感じるとき」という意味で使われるようになっ

た。初出年は 1990 年 (Green 2010)。米国のコラムニスト William Safire も *The New York Times* (May 10, 1998) に掲載された "On Language; Great Moments In Moments" のなかでこの表現を取り上げた。1987 年の株式市場の暴落後，この薬のメーカーが，薬のボトルの格好をして "I'm having a **Maalox moment!**" と書かれた T シャツを着た男性をウォール街に送り込み，その後にテレビでコマーシャルが流れるようになったという。なお，『ウィズダム英和 4』には，薬品名とともにこの **Maalox moment** が収録されている。

"Every day is a **Maalox moment** anyway," McConnell, who like Paul is also from Kentucky, told reporters in Louisville Monday.

(CNN, Tue November 7, 2017)

「とにかく毎日が**マーロックス・モーメント**だよ」マコーネルはポールと同様にケンタッキー州選出であるが，月曜日にルイビルで記者たちに語った。

maternataxi

急を要しない妊婦が，タクシー代わりに救急車を利用して病院まで搬送してもらう場合に使われる表現が **maternataxi**（マターナタクシー）である。 **matern-a-taxi** とも書く (Conlon 2009)。**matern**（maternity，または maternal の略語）＋ **-a-** ＋ **taxi** からの造語である。イギリス英語であると思われる。

Unless the woman is having problems or is about to give birth on the spot, most **maternataxi** calls turn out as green, the lowest priority.

(Suzi Brent, *Nee Naw: Real-Life Dispatchers from Ambulance Control*. Penguin Books, 2010, p. 103)

その女性が問題を抱えていないとか，その場所で出産しそうになければ，ほとんどの**マターナタクシー**はグリーン，つまり優先度が最も低くなる。

We call it '**maternataxi**'. We turn up and they say, 'We haven't got any money for a cab.'

(Dan Farnworth, *999: My Life on the Frontline of the Ambulance Service*. Simon & Shuster, 2020, p. 121)

私たちはそれを「**マターナタクシー**」と呼ぶ。私たちが姿を現すと，彼女たちは言う。「タクシーに乗るお金がないんです」

medic

ある米国のミステリー小説に，次の場面がある。

"Okay, Jimbo," Nicholas said. "I'm Nicholas and this is Mike. Let's get you back to the **EMTs**."

(Catherine Coulter and J. T. Ellison, *The End Game*. Jove Books, 2016, p. 34)

「よし，ジンボ。ぼくはニコラスで彼女はマイクだ。きみを**救急治療所**へ連れていく」

(水川 玲 (訳)『迷走』二見書房，2016，p. 44)

爆発による負傷者を「救急治療所」に連れていくというのだが，現場にそのような治療施設があるのだろうか。原文の **EMT** とは emergency medical technician の頭文字で，救急治療を行う

M

医療スタッフのことである。翻訳しか読まない読者には正確に伝わらないであろう。*OED* にも収録されている語で，初出年は1972 年である。

別の作品には，次の場面がある。

"We are on the job! Task force! Officer down! Get **medics** here!"

(Don Winslow, The Force. William Morrow & Co., 2018, p. 396)

「おれたちは任務遂行中だ！ 特捜部だ！ 警官が撃たれた！救命士を連れてきてくれ！」

(田口俊樹 (訳)『ダ・フォース』(下) ハーパーコリンズ・ジャパン,
2018, p. 296)

medic (メディック) については，「**1** 《米》〔軍〕衛生兵, 看護兵.**2** 《主に英・くだけて》医者；医学生」(『ウィズダム英和 4』) のような説明はあるが，この場面の **medic** に当てはまる説明をしている英和辞典はほとんどない。「救急医療隊員 (paramedic)」(『プログレッシブ英和中 5』) はよい。**EMT** のなかでも，最も高度なレベルの資格を有するのが **EMT-P** で，この **P** は **paramedic** の頭文字である。**medic** は **paramedic** の切り株語 (stump word) で，インフォーマルな場面で使われるスラングでもある (*Mosby's 11, Taber's 24*)。

metabolize to freedom

救急医療の分野で使われる略語に **MTF** がある。**metabolize to freedom** の略語で，アルコールを過剰に摂取した患者からアルコールが抜けるまで，そのままにしておくことを意味する。文

字通りは「自由に向けて新陳代謝させる」ということ (Segen 2006)。

> We remove their urine-soaked clothes, put them on our monitors and for the most part let them "**MTF**"— **metabolize to freedom**, which is to say they can leave when they can walk.
>
> *(Chicago Tribune*, Oct 8, 2015)

我々は尿でぬれた彼らの服を脱がせ，モニターを装着し，そしてほとんどの場合は「**MTF**」させる―**自由に向けて新陳代謝させる**が，それは，歩けるようになれば彼らは帰ることができるということである。

MFM specialist

MFM が，**m**aternal-**f**etal **m**edicine の略語として使われる場合がある (*Stedman's* 5)。周産期医学 (perinatology) のことで，周産期専門医 (perinatologist) は **maternal-fetal medicine specialist** とか **maternal-fetal medicine physician** と呼ばれる (Dale 2022a)。略語の **MFM** を使うと **MFM specialist**，口語では **high-risk pregnancy doctor** である。

> In these cases, you know you are going to need a doctor like me, a **maternal-fetal medicine specialist** (also known as an **MFM specialist**, a **perinatologist**, or, more colloquially, a "**high-risk pregnancy doctor**") ...
>
> (Chavi Eve Karkowsky, *High Risk. London: Scribe,* 2020, p. viii)

これらのケースでは，おわかりのように私のような医師が必

M

要となる。**マターナル・フィータル・メディスン・スペシャリスト（MFM スペシャリスト，ペリネイトロジスト，あるいはもっと口語的な言い方では「ハイリスク・プレグナンシー・ドクター」としても知られている）**［後略］

Mia

米国のベストセラー作家 Karin Slaughter の作品に，監禁された見知らぬ女性同士が暗闇のなかで会話する次の場面がある。

> Pauline chewed her lip.
> "I'm Mia-Three."
> *Mia*—slang for "bulimia." Pauline recognized the screen name, but still insisted, "I don't know what you're talking about."
>
> (Karin Slaughter, *Undone*. Dell, 2009, p. 398)

> ポーリンは唇を噛んだ。
> 「わたしは "ミア・スリー" よ」
> ミア──過食症のスラングだ。見覚えのあるハンドルネームだが，ポーリンは言った。「なんの話かさっぱりわからない」
>
> (鈴木美朋（訳）『ハンティング』（下）ハーパーコリンズ・ジャパン，2017, p. 193)

F.E.A.S.T. (Families Empowered and Supporting Treatment of Eating Disorders) という非営利組織のウェブサイト (https://www.feast-ed.org/) に掲載されている摂食障害 (eating disorder) の glossary によると，**Mia** は神経性過食症 (bulimia nervosa) を擬人化するためにインターネット上で使われるニックネームであ

る。神経性無食欲症 (anorexia nervosa) の場合は **Ana** が使われ，その両方の症状がある場合は **MiAna** が使われるという。

microdeckia

ある患者のことについて，医師や看護師たち3人が話している場面がある。

Ellen gave a small smile. "We've got a **frequent flier** getting **fluorescent light therapy** in two."

Sara laughed out loud. In the obscure language of hospital lingo, Ellen had just informed her that the patient in room two was a hypochondriac who had been left to state at the overhead light until he felt better.

"**Microdeckia**," Hare concluded. The patient was bot playing with a full deck.

(Karin Slaughter, *Blindsighted*. Harper. 2011, pp. 195-196)

エレンがわずかに笑みを浮かべた。「**ひんぱんに飛行機で飛んでる人**が2号室で**蛍光灯セラピー**を受けてるわ」

サラは大きな声で笑った。病院内の隠語のぼかした表現で，エレンは，2号室の患者が心気症で，気分が落ち着くまで天井の室内灯を見つめさせていると教えたのだ。

「**極小サイズの翼なんだ**」ヘアが結論づけた。その患者は正気ではない。

(北野寿美枝 (訳)『開かれた瞳孔』ハーパーコリンズ・ジャパン，2020，pp. 252-253)

M

3つの医療スラングが使われている。

  frequent flier は，急を要する症状がないにもかかわらず繰り返しやってくる患者のことであった（**frequent flier** の項を参照）。

  そのような患者に機嫌を損ねたトリアージ（triage）担当の看護師が，患者をわざと待合室の蛍光灯（fluorescent light）の下でずっと待たせておくことを **fluorescent light therapy** と呼ぶ（Dickson 2006）。

  microdeckia は，**micro-**（「小」の意味の連結形）＋**deck**（「トランプ一組」）＋**-ia**（「病気の状態」の意味の連結形）からの造語である（Dunn 1997）。「トランプ一組揃えてプレーする」，つまり「正気である」という意味のスラング表現 **play with a full deck** をもじったもの。"full deck" ではなく "micro deck" でプレーする，つまり「正気ではない」という意味になる。邦訳の「極小サイズの翼」は，訳者が **deck** ＝「翼」と誤解したからであると考えられるが，「トランプ一組」の意味である。

▌ mop-up

  動詞句の **mop up**（モップアップ）は「（モップで）ふき取る」の意味で，名詞の **mop-up** には軍事用語で「（残敵をすべて制圧する）掃討」の意味がある。初出年は 1900 年である（*OED*）。世界保健機関（World Health Organization）がこの語を使う場合は，新しい病気に感染しやすい子どもたちに免疫性を与える目的で実施するキャンペーンを指している（Gawande 2007）。

By the end of the **mop-up** four million of the targeted 4.2 million children had been vaccinated.

(*The New Yorker*, January 12, 2004)

　モップアップの終了までには，対象とされた 420 万人の子どもたちのうち 400 万人がワクチン接種を受けた。

▌ more ～ than Carter has little liver pills

　2022 年 10 月に英国の新首相に就任した Rishi Sunak 氏について，ジャマイカの日刊紙 *Jamaica Observer* は，社説の最後に次のように述べた。

　Mr Sunak has **more** problems **than Carter has little liver pills**. We wish him well.

(Jamaica Observer, October 26, 2022)

　スナク氏は，**かなりたくさんの**問題を抱えている。彼の幸運を祈る。

　Carter とは，Carter Medicine Company（1880 年創立，1937 年には Carter Products, Inc. となり，1965 年には Carter-Wallace, Inc. となった）のことである。同社は，かつて **Carter's Little Liver Pills** という消化不良（dyspepsia）の治療に使わる特許医薬品（patent medicine）を米国の一般家庭に広く流通させたことで知られている。その後，1959 年には，肝臓（liver）とは何の関係もないということで，"Liver" の部分が落ちて **Carter's Little Pills** となった。同社がその薬を大量に生産し，繰り返し広く宣伝広告を行ったことから，**more ～ than Carter has little pills** などの形で，数が多いことを表す表現として使われる。米国のベストセラー作家 Sandra Brown の小説にも登場する。

M

　"... He's got **more** of those champeen belt buckles

than Carter has liver pills."

(Sandra Brown, *The Crush*. Warner Books, 2003, p. 146)

「［前略］カーター社のリトル・リバーピル（訳注 家庭に常備して
あるような有名な胃腸薬）**に負けないほど，たくさんチャンピオン**
ベルトのバックルをもらったわ」

（吉澤康子（訳）『指先に語らせないで』（上）新潮社，2003, p. 210）

mover of the meat

ER（emergency room）とか **ED**（emergency department）と
呼ばれる救急医療の最前線で仕事をする医師について，さまざま
な呼び方があるという。

The terms often used to describe ER physicians are as
varied as the specialty itself: **Jack of all trades, master
of none, resuscitation masters, JAFERD and BAFERD,
risk stratification experts, movers of the meat,** and on
and on.

(*Common Sense* July/August 2021, p. 51)

ER の医師たちを表すのにしばしば使われる言い方は，その
専門分野そのものと同じくらい変化に富んでいる。**何でも屋，
器用貧乏，蘇生の達人，ジャファードやバファード，危険度階
層化専門家，肉体を動かす人**など。

多くの異なるタイプの仕事ができる人を指す **Jack of all
trades**（「何でも屋」）は，クリシェとしてかなり古臭い感じになっ
ており，軽蔑的に使われることが多い（Kirkpatrick 1996）。初出年
は 1618 年である。**Jack of all trades and master of none**（多

芸は無芸）でことわざのように使われることもある。この形の初
出年は 1768 年頃である（*OED*）。ER の医師はさまざまな症例に
対応することが可能である（しかし，専門性は低い）ということ
からの呼び名であろう。

resuscitation master（「蘇生の達人」）と呼ぶのは，当然のこと
ながら **CPR** と呼ばれる心肺蘇生術（**c**ardio**p**ulmonary **r**esusci-
tation）などの蘇生法に熟練しているからである。

JAFERD（ジャファード）は，**J**ust **A**nother **F**ucking **E**mergen-
cy **R**oom **D**octor の頭字語（acronym）である。*just another* は
「ありふれた」の意味，*fucking* は強意語で，「ごくありふれた
ER のドクター」といった意味になる。これに対して生まれたの
が **BAFERD**（バファード）で，これは **B**ad-**A**ss **F**ucking **E**mer-
gency **R**oom **D**octor の頭字語である。*bad-ass* は「最高の」の意
味，*fucking* は強意語で，「ずば抜けて最高の ER のドクター」と
いった意味になる。いずれも ER の医師たちの間で使われてい
るソーシャルメディア（具体的には Facebook）で生まれた表現
である。

risk stratification expert（「危険度階層化専門家」）の **risk strati-
fication** については，「危険性の階層化」（『ポケット医学英和 3』）と
訳語だけを示すものや，少し詳しい「リスク層化，リスク分類
《発症などのリスクのレベルを推定すること》」（『医学英和 2』）など
もある。患者がある病気になるリスクや，それを予防するための
介入の必要性を判断するために使われる一連の活動のことで，例
えば臨床検査などを指す（Segen 2006）。人が病気で死ぬ見込み，
あるいはその病気の治療がその人に対して効果がある見込みを，
正式に評価することである（*Taber's 24*）。迅速な **risk stratifica-
tion** は，救命治療では極めて重要なもので，その専門家という
こと。

M

mover of the meat（「肉体を動かす人」）は，医学スラングの **move the meat**（「肉体を動かす」）から。軽蔑的，非倫理的，非人間的な言い方で，患者を人間として見るのではなく，肉体（例えば臓器）として見るということ。**ER** の医師は，その肉体を動かす人であるという考え方から生まれた表現である。

It was better for me to simply see the patients as efficiently as possible—"**move the meat**" as ERs docs say irreverently behind the closed doors.

(Mark Plaster, *Night Shift: Stories from the Life of an ER Doc.* Plaster Publishing, 2013, p. 58)

私には，ただ患者をできるだけ効率的に見る――ER のドクターたちが不遜にもこっそりと言うように，「**ムーブ・ザ・ミート**」する――のがずっとよかった。

NICU

　日本でもかつて放映された米国の医療ドラマ *ER*（『ER 緊急救命室』）第 48 話 "Dr. Carter, I Presume"（「ドクター・カーターではありませんか？」）のなかで，先輩研修医から「お前は『シック・ユー』だ」と研修場所を言い渡された新人研修医が，「外科 ICU へですか？」と聞き返す場面が出てくる。集中治療室（intensive care unit）を意味する **ICU** は「アイ・シー・ユー」と発音するが，外科集中治療室（surgical **i**ntensive **c**are **u**nit）を意味する **SICU** は，一文字ずつ「エス・アイ・シー・ユー」ではなく，「シック・ユー」と発音することがわかる（SIC の部分を「シック」，U の部分を「ユー」）。看護師を主人公にしたノンフィクションにこれを裏付ける場面がある。

　　Mary Lynn's patient also needs to be moved to the **SICU** (pronounced "sick you," it stands for Surgical Intensive Care Unit) ...

(Jane Carpineto, RN. St. Martin's Press, 1993, p. 35)

　　メアリー・リン担当の患者もまた，（「シック・ユー」と発音され，外科集中治療室を表す）**SICU** へ移す必要がある［後略］

　略語（abbreviation）が語彙項目として一般化した頭字語（acronym）は，字母の名で発音される字母頭字語（alphabetic acronym, initialism）と，音節読みする音声的頭字語（phonetic acronym) に区別されることがある。例えば,「ピー・ディー・エフ」の **PDF** (**p**ortable **d**ocument **f**ormat) は前者,「スワット」の **SWAT** (**S**pecial **W**eapons **a**nd **T**actics) は後者である。

　後者の例は医療現場にもたくさんあって,前述した **SICU** はその一例である。同様に,新生児集中治療室 (**n**eonatal **i**ntensive **c**are **u**nit) の **NICU** は「ニック・ユー」と発音する (*Vera Pyle's 10*)。**NICU** は初出年が 1971 年で,イギリス英語では,**special care baby unit** (初出年 1956 年) やその頭字語の **SCBU** (初出年 1968 年) が使われる (*OED*)。**SCBU** は「スカブー」と発音する。

The Chaplain shows my family to the Neonatal Intensive Care Unit (**NICU**), or "nick-you" as it is pronounced.

(Michele Munro Kemper and Jennifer Kemper Sinconis, *A Pound of Hope*. PostScript Publications, 2010, p. 28)

　その牧師は,私の家族を「ニック・ユー」と発音される新生児集中治療室 (**NICU**) へ案内した。

　小児科集中治療室 (**p**ediatric **i**ntensive **c**are **u**nit) の **PICU** は「ピック・ユー」,心臓疾患集中治療室 (**c**ardiac **i**ntensive **c**are **u**nit),あるいは冠状動脈疾患集中治療室 (**c**oronary **i**ntensive **c**are **u**nit) の **CICU** は「キック・ユー」,内科集中治療室 (**m**edical **i**ntensive **c**are **u**nit) の **MICU** は「ミック・ユー」である。

In one of the four beds on the Pediatric Intensive Care Unit (**PICU**—pronounced PICK YOU) at Boston City Hospital (BCH) ...

(Jane Carpineto, *On Call*. St. Martin's Press, 1995, p. 13)

　ボストン・シティ病院 (BCH) の小児科集中治療室 (**PICU**

—ピックユーと発音される）の４つのベッドのうちのひとつ
で）［後略］

他にも次のものがある。

CABG

冠動脈バイパス移植（**c**oronary **a**rtery **b**ypass **g**raft）を表す頭
字語で，「キャベッジ」と発音する。

> "Why is she having the **CABG**?" (Coronary-Artery-By-
> pass-Graft, pronounced, "cabbage")
>
> (John Lawrence, *Playing Doctor*. Bowker, 2020, p. 59)
>
> なぜ彼女は **CABG** になっているんだ？（冠動脈バイパス移
> 植，「キャベッジ」と発音される）

FRU

英国 London の救急車派遣サービス London Ambulance Ser-
vice には，救急車が到着するよりも前に現場に到着して緊急処
置を開始する Fast Response Unit がある。その頭字語 **FRU** は
「フルー」と発音する。

> ... a **Fast Response Unit** car, known as an '**FRU**' and
> colloquially pronounced 'FROO' ...
>
> (Stuart Gray, *The Station*. Xlibris Corporation, 2011, p. 12)
>
> ［前略］「**FRU**」として知られ，口語で「フルー」と発音される
> ファースト・レスポンス・ユニットの車両［後略］

LVAD

左心補助人工心臓（**l**eft **v**entricular **a**ssist **d**evice）の頭字語で，

「エルバッド」と発音する。

> **LVADs** (pronounced "el-vads") can help bridge pa-
> tients to a heart transplant …
>
> (Sandeep Jauhar, *Doctored*. Farrar, Straus and Giroux, 2015, p.
> 79)

> **LAVDs**(「エルバッズ」と発音される)は患者の心臓移植へ
> の橋渡しを手助けできる［後略］

MRSA

メチシリン耐性黄色ブドウ球菌(**m**ethicillin-**r**esistant *Staphy-
lococcus* **a**ureus)を表す頭字語で,「マーサ」と発音する。

> Abbreviated **MRSA** and pronounced "mersa," this is
> one of those superbugs that media was scaring us
> about ten years ago,
>
> (Scott Weiner, *A Year in the ER*. Independently published. 2020,
> p. 147)

> **MRSA** と省略され,「マーサ」と発音されるが,これはメ
> ディアが 10 年ほど前に私たちを怯えさせていたスーパーバグ
> (抗生物質などの薬に対して耐性のある細菌)のひとつだ。

NaCl

塩化ナトリウム(sodium chloride)の化学式 **NaCl** は,「ネク
ル」と発音する。

> There is another story of a patient who presented re-
> petitively to the hospital complaining that he felt lousy
> because he had a **NaCl** deficiency (pronounced "neck-

le").

    (Scott Weiner, *A Year in the ER*. Independently published. 2020, p. 262)

  NaCl（「ネクル」と発音される）欠乏症のため気分が悪いと訴えて何度も病院に姿を現す患者について，別の話がある。

PERRL

  瞳孔が均一に丸くて光に対して反応を示す（**p**upils are **e**qually **r**ound and **r**eactive to **l**ight）状態であることを表す頭字語で，「パール」と発音する。

    "**PERRL**," pronounced "pearl," means "pupils are equally round and reactive to light."

    (Scott Weiner, *A Year in the ER*. Independently published. 2020, p. 64)

    「**PERRL**」は「パール」と発音され，「瞳孔が均一に丸くて光に対して反応を示す」の意味である。

PGY

  米国の場合，医学部卒業後に専門医学実習（residency）を行う研修医のことを **resident** と呼ぶが，卒業後何年目かを表すために **PGY**（**p**ost **g**raduate **y**ear）が使われる場合がある。例えば，卒業後 2 年目の研修医であれば **PGY2** となる。この **PGY** は「ピギー」と発音する。

    P-G-Y [*sic.*] is pronounced "piggy" and stands for Post Graduate Year.

    (Patrick J. Crocker, *More Letters from the Pit*. Independently Published, 2020, p. 10)

　P-G-Y は「ピギー」と発音され，Post Graduate Year を表す。

SNF

　ナーシングホーム（nursing home）は，提供されるケアのレベルによって，中間看護施設（intermediate nursing facility）と高度看護施設（skilled **n**ursing **f**acility）の 2 つのタイプに分類される。後者を表す頭字語 **SNF** は，「スニフ」と発音する。

Most of the remaining 16 percent bring crews into **s**killed **n**ursing **f**acilities (or "sniffs") ...

(Josh Seim, *Bandage, Sort, and Hustle*. University of California Press, 2020, p. 39)

　残りの 16 パーセントのほとんどは，救急車の隊員たちを高度看護施設 **SNF**（すなわち「スニフ」）［中略］へ連れて行く。

night float

　米国では，研修医（resident）が，日中は勤務をせずに夜間のみ業務に従事する **night float**（ナイトフロート）という制度がある。1 年間で担当回数は数回で，1 回の担当期間は 1 〜 2 週間。この制度を導入している医療機関では，**night float** 担当以外の研修医は，夜間勤務をする必要がないため，研修医の満足度が高いという（アラン・スターキー 2011）。この語を収録する Segen（2006）の定義はわかりにくい。

His first week on **night float**, Daniel Sanchez heard "Code Blue—Radiology," over the P. A. system, and started running.

(*The New York Times*, October 12, 2014)

　ナイトフロートに入って1週目，ダニエル・サンチェスは，院内放送で「コード・ブルー──放射線科」と流れるのを聞いてから走りだした。

NPO

　ある医学小説に，食事を配る看護助手の少女から **NPO** だと告げられた患者が困惑する場面がある。

"What's **N.P.O.**?" called Celine after her retreating figure.

"Nothing by mouth," replied the girl promptly, pulling another tray out of the rack.

"Wouldn't that be **N.B.M.**?" cried Celine, trying to see the funny side of it but feeling rather desperate.

"Dunno," came the cheerful answer, "but that's what it means."

Celine flopped back on the bed, bemused by all this hospital jargon.

(Francis Roe, *Intensive Care*. Signet, 1992, p. 127)

　「**NPO** って何？」セリーヌは，彼女のうしろ姿に呼びかけた。

　「口からは何も入れないってことでしょ」その少女は棚から別のトレーを出しながらすぐに答えた。

　「だったら **NBM** じゃないの？」セリーヌは面白いことを考

えようとしながら叫んだが，気分はかなり破れかぶれだった。

　「知らないわ，でもそういう意味なの」明るい答えが返って来た。

　セリーヌはベッドにどさりと戻ったが，この病院特有の表現に困惑していた。

NPO は，英語の **nothing by mouth** を意味するラテン語の ***nil per os*** の頭文字で，「絶食」を指示する場合の表現である。該当する患者の病室入口やベッドに掲示してあるのを見かける。

NPO/HS もあり，これは **nothing by mouth at bedtime** を意味するラテン語の ***nil per os hora somni*** の頭文字で，「就寝時絶食」の意味である (*Dorland's 8, Stedman's 5*)。

▍ "Nurses eat their young."

eat one's young は，「グループ内で自分よりも下の立場の人を無視したり，裏切ったり，厳しく批判したりする」という意味のイディオムである (*Farlex*)。生命を維持するために動物が共食いすることに由来すると言われている。この表現が看護師の世界の問題を表すフレーズでよく使われる。

It seems like an anomaly that an inherently nurturing profession like nursing produces particularly high levels of bullying.　In fact, it's so common that it has its own catchphrase: "**nurses eat their young**".

(*New Zealand Herald*, 4 April, 2018)

　看護のように本質的に人を養成する職業が，特に高いレベルでいじめを生んでいるというのは，異常なことのように思われ

る。それどころか，看護には独自のキャッチフレーズ「**看護師は若い看護師を食べる**」というのがある。

"**Nurses eat their young.**"（「看護師は若い看護師を食べる」）は，看護師の世界におけるいじめ（bullying）を指す表現で，経験豊富な先輩看護師の新人看護師に対するしごき（hazing）を意味する。看護師に限らず，医師，警察官，教師の世界でも同様のことが起こるという。

　看護師の世界におけるいじめを指す表現には，**a silent epidemic**（静かなる流行病），**professional terrorism**（専門職のテロ行為），**insidious cannibalism**（陰険な共食い），**the little dirty secret of nursing**（看護の知られたくない秘密）もある（Robbins 2015）。

NVP

NVP とは，**nausea and vomiting of pregnancy** の略語で，「妊娠中の吐き気と嘔吐」を表す（*Stedman's 5*）。

The SOGC says women were told in the past to eat small, bland meals and to avoid fatty foods, such as potato chips, to prevent **NVP**.

(CTV News, December 15, 2016)

SOGC（カナダ産婦人科学会）によると，女性は従来，**NVP** を防ぐためには，少量のあっさりした食事をして，ポテトチップスのような脂っこい食べ物は避けるように言われた。

　つわり（morning sickness）のことで，さらに重症化した「妊娠悪阻」を指す **hyperemesis gravidarum** は，*OED* が初出年

1873 年で収録し，英和辞典では『新英和大 6』にある。略語は **HG** である (*Stedman's 5*)。あるいは **HEG** も使われる。キャサリン妃の妊娠を伝えるメディア記事でも取り上げられた語である。

As with her previous two pregnancies, Middleton is suffering from a severe form of morning sickness called **hyperemesis gravidarum**, which prevented her from attending engagements on Monday.

(*Time*, September 4, 2017)

以前の 2 度の妊娠と同じように，ミドルトンは**妊娠悪阻**と呼ばれるひどい形のつわりに苦しんでおり，それによって月曜日の予定に出席できなかった。

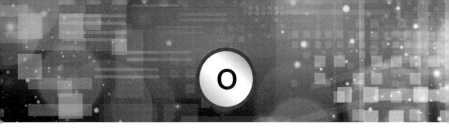

occult

　カタカナ語の「**オカルト**」は,「神秘的・秘術的学問。超自然現象的事象」(『コンサイスカタカナ語 5』)の意味が知られている。英語の形容詞 **occult** については,一般には「神秘的な,不思議な;秘法の」(『コンパスローズ英和』)である。医療現場では別の意味で使われる。

　　"**Occult** blood in feces may be telling us about health beyond the colorectum," Ladabaum wrote.

(NBC News, July 17, 2018)

　「便**潜血**は結腸直腸以外の健康状態について我々に教えているかもしれない」と,ラダボームは書いた。

　英和辞典のなかにも,「〖医〗〈病状などが〉不顕性の,臨床的には気づかれない:〈潜血が〉(便などに) 含まれている」(『プログレッシブ英和中 5』)のように,かなり詳しく記述するものもある。

　このような意味での *OED* の初例は 1651 年である。また,*OED* は合成語 (compound) として,**occult bleeding** (潜在性出血) と **occult blood** (潜血) の 2 つを収録しており,いずれも初出年は 1904 年である。

　患者が誤解する可能性がある医学用語に関して,米国ミネソタ大学 (University of Minnesota) の研究グループが 2021 年に調査した結果,"I am concerned the patient has an **occult infec-**

tion." (「その患者が**不顕性感染**を起こしていることを私は懸念している」) というフレーズの意味を理解していたのは 215 人中 4 人に過ぎず，正答率が最も低かったという。

By far, the most misunderstood medical term in the study was the word "**occult**," a word that conjures up an idea of witchcraft in most people.

(NBC News, December 1, 2022)

群を抜いて，その研究で最も誤解された医学用語は「**オカルト**」という語で，それはほとんどの人が魔術という印象を持ってしまう語である。

off-legs

急性疾患ではないものの，自宅で対処できなくなったために入院する社会的入院 (**social admission**) の問題を取り上げた記事がある。午後 9 時，医師の目の前にあるのは，翌朝までに評価して治療しなければならない患者 23 人の名前とその診断である。

Alongside each name ("Violet", "Alfred", "Solomon", "Dick") was the diagnosis they'd been admitted with by A&E: "Pneumonia ... MI ... urinary tract infection ... **Off-legs ... Off-legs**."

(*Financial Times Magazine*, September 1 2012)

それぞれの名前 (「ヴァイオレット」，「アルフレッド」，「ソロモン」，「ディック」) と並んで，A&E (救急部門) によって入院させられた診断が書いてあった。「肺炎 ... 心筋梗塞 ... 尿路感染症 ... **オフ・レッグズ ... オフ・レッグズ**」。

off-legs は，以前はよく歩いて活動的だったにもかかわらず，急に衰えて歩行が異常で不安定になった高齢の患者を指す語である。

the old man's friend

2016 年の米国大統領選挙期間中，民主党候補だった Hillary Clinton は肺炎（pneumonia）の診断を受けたが，それを伝えるメディア報道に出てきた語が **the old man's friend**（老人の友）であった。

He gave the illness another name, "**the old man's friend**," as it was a terminal—though by standards of the time, painless—affliction among the elderly.

(*The Washington Post*, September 12, 2016)

彼はその病気に「老人の友」というもう一つの名前を付けた。高齢者のあいだでは，当時の基準ではあるが，末期的で，痛みのない病気だったからである。

the old man's friend は，脳卒中（stroke），あるいはその他の衰弱させるような疾患を抱えた高齢の患者に見られる肺炎を指す語である。眠っている間に静かに息を引き取ることが多いことから（Segen 2006）。名付け親の William Osler（1849-1919）自身も肺炎で亡くなった。

"One-one-thousand, two-one-thousand …"

ある小説に，呼吸も脈もない女性に心肺蘇生術（cardiopulmonary resuscitation）を施す場面が出てくる。

> "No pulse. I'm not getting a pulse."
> "Okay, go! **One-one thousand, two-one thousand ...**"
>
> (Tess Gerritsen, *Life Support*. Pocket Books, 1998, p. 255)
>
> 「脈がない。脈が取れない」
> 「行くぞ！ **1000 分の 1, 1000 分の 2 …..**」
>
> （浅羽英子（訳）『中間生命体』角川書店, 1999, p. 213）

　邦訳の「1000分の1, 1000分の2」の部分がわかりにくい。秒数をできるだけ正確に数えるためには，単に "One, two, three ..." と数えるよりも，"**one-one-thousand, two-one-thousand, three-one-thousand**" と数えるほうがより実際の秒数に近くなるという。*one-thousand* の位置には，*alligator* や *Mississippi* などの語が使われて，"One alligator, two alligator, three alligator" や "One Mississippi, two Mississippi, three Mississippi" のようになることもある。

　医療現場では，例えば，5秒ごとに息を吹き込む必要があれば，この表現を使って5秒を数える。米国 Alabama 州の日刊紙で，電話で指示を受けながら，妻が自宅で倒れた夫に心肺蘇生法を施す場面が紹介された。

> Kynard held the phone on her shoulder as Smelley counted out "**one-one-thousand, two-one-thousand.**"
>
> (*Tuscaloosa News*, March 24, 2004)
>
> カイナードは，スメリーが「**ワン・ワン・サウザンド, ツー・ワン・サウザンド**」と声に出して数えるときに，電話を肩に挟んでいた。

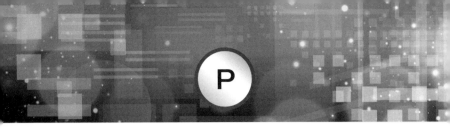

packed suitcase syndrome

　英国のタブロイド紙 *The Daily Mirror* が，メキシコの都市プエブラ（Puebla）の道路沿いに捨てられた段ボール箱のなかで発見された高齢女性の話を伝えた。

　A grandmother was discovered inside cardboard boxes after being abandoned by a family in the latest shocking example of an horrific trend that has been crudely dubbed '**granny dumping**'.

(The Daily Mirror, August 8, 2022)

　露骨に「グラニー・ダンピング」と呼ばれてきた恐ろしい流行の最新のショッキングな例では，ひとりのおばあちゃんが家族に捨てられた後，段ボール箱の中で発見された。

　この **granny dumping**（グラニー・ダンピング）という呼び方は1980年代から使われてきたもので，病院やナーシングホームといった公共の場所に高齢者を捨てるという意味である（Vukmir 2018）。*OED* のほか，Lighter（1994）や Dalzell and Victor（2013）などにも収録されている。口語的な（colloquial）語である。初出年は1987年。**granny** が使われているが，これらの辞書では特に女性の高齢者であるとは限定していない。英和辞典では『リーダーズ英和3』が収録している。

　ある小説の次の場面では，登場人物が男性の場合は **grandpa**

dumping になるのではないかと言っている。

> I snapped my fingers. "**Granny dumping**. That's
> what they call it. Or **grandpa dumping**, I suppose."
> "*Granny* dumping? *Grandpa* dumping?"
>
> (Melissa Yi, *Death Flight*. Olo Books, 2018, p. 217)

　私は指をぱちんと鳴らした。「**グラニー・ダンピング**。彼ら
はそれをそう呼んでいる。あるいは，**グランパ・ダンピング**だ
と思う」

　「**グラニー・ダンピング**？ **グランパ・ダンピング**？」

　高齢男性を捨ててしまう場合の語には，**pop drop**（ポップ・ド
ロップ）がある（Dunn 1997）。**pop** はスラングで「父親」の意味。

　これらはかなり露骨な言い方であるが，もっと遠回しで婉曲的
な表現もある。**positive**（陽性の）とか，**sign**（徴候）や **syndrome**
（症候群）といった専門的な響きのある語を使ったものである。

　ひとつは **positive suitcase sign**（「陽性スーツケース徴候」）や
packed suitcase syndrome（「ぎっしり詰められたスーツケース症候
群」）である。身の回り品をスーツケースに入れた高齢者が医療
施設に置き去りにされている様子を表している。*suitcase* の部分
に商標名の *Samsonite* が入る **positive Samsonite sign**（「陽性サ
ムソナイト徴候」）もある。

　もうひとつは **positive taillight sign**（「陽性テールライト徴候」）
で，医療施設の職員が気づいて家族を追いかけたときには，家族
は車で去っていくところで，見えるのは闇の中に消えていく車の
赤いテールライトだけであることからの呼び名である（Brown
1996）。*The New York Times*（May 13, 2001）に掲載された "Word
for Word/Hospital Lingo; What's a Bed Plug? An L.O.L. in
N.A.D." というタイトルの記事では，**tail-light sign**（「テールラ

イト徴候」）で取り上げられた。

Other judgment-filled euphemisms include "**positive taillight sign**" and "**packed suitcase syndrome.**" This phenomenon happens in other countries as well.

(Jay Baruch, *Tornado of Life*. The MIT Press, 2022, p. 196)

その他の分別をわきまえた婉曲表現には，「**陽性テールライト徴候**」や「**パックされたスーツケース症候群**」がある。この現象は他の国々でも起こる。

Uuup, we have a **positive Samsonite sign**. It's a little old lady, in no distress, who's here with her bag in hand.

(Dr. S, *Cold Winter Nights: Another Month in the ER*. Winter Club Press, 2001, p. 118)

うーん，**陽性サムソナイト徴候**だ。かわいいおばあちゃんで，苦しんでおらず，バッグを手にしてやって来た。

pharmacy technician

コロナ禍において米国の薬局業務が逼迫している状況を伝えるメディア報道に，**pharmacy technician**（ファーマシー・テクニシャン）という語が登場する。

Most of the people behind pharmacy counters who count pills and fill medication bottles are **pharmacy technicians**, not pharmacists—low-wage workers in positions that don't require college degrees.

(NBC News, December 28, 2021)

薬局のカウンターの向こう側で錠剤を数えたり薬瓶を詰めたりする人のほとんどは，**ファーマシー・テクニシャン**―大学の学位を必要としない職にある低賃金の働き手―であり，薬剤師ではない。

「薬剤師」を指す **pharmacist** とは異なり，ここで取り上げられている **pharmacy technician** は，英和辞典にも，英米の一般の辞書にも収録されていない。

薬剤師の監督下で処方薬の準備や調剤を行う人である (*Mosby's 11*)。具体的には，薬剤の配合禁忌 (incompatibility) の確認，処方箋ボトルのラベルへの文字入力，薬剤の包装，購入記録の処理，在庫管理，さらには州法と病院の方針が許せば登録薬剤師 (registered pharmacist) の監督下での患者への調剤といった仕事で，薬剤師の手助けをする技師 (technician) である (*Taber's 24*)。

コーパスで確認すると，COCA では **pharmacist** の 2151 例に対して **pharmacy technician** は 60 例と圧倒的に少ないが，*DOT* にも収録されている職業名 (occupational title) で，**pharmacy clerk** とも呼ばれる。

physician's assistant と medical assistant

米国の経済誌 *Forbes* に，"How To Become A **Physician Assistant**: A Step-By-Step Guide" (「医師助手になる方法：着実に歩むため手引き」) というタイトルの記事が掲載された。

However, **physician assistants** (**PAs**) are highly trained professionals qualified to diagnose, monitor and prescribe medication to patients.

(*Forbes, August* 23, 2023)

　しかしながら，**医師助手**（**PA**）は，診断したり，観察したり，患者に薬を処方したりするために，高度なトレーニングを受けた専門職者である。

　physician's assistant，または **physician assistant** は，医師と看護師の中間くらいのトレーニングを受け，以前なら医師のみが行っていた決まりきった仕事をする。主にアメリカ英語。初出年は 1817 年である（*OED*）。**PA** の略語も使われる（*Mosby's 11, Taber's 24*）。

　physician's assistant であるから，英和辞典の記述では，「《米》医療助手」（『ジーニアス英和 6』）よりも，「《主に米》医師助手」（『コンパスローズ英和』）のほうが適切であると思われる。米国には **medical assistant** という職業名（occupational title）もあるからである。コーパスで見ると，COCA では **physician's assistant** が 159 例，**physician assistant** が 158 例，**medical assistant** が 152 例である。

　Right away, she texted her friend Lindsay Overbay, a **medical assistant** there, and asked if she was OK.

(CNN, February 11, 2021)

　すぐに，彼女はそこで**医療助手**をしている友人のリンジー・オーバーベイにメールを送り，大丈夫かどうか尋ねた。

　DOT には，**physician's assistant** と **medical assistant** のいずれについても，仕事内容がかなり詳細に説明されている。『医学英和 2』は，前者については「医師助手《免許をもつ医師の監督のもとで問診・簡単な診療など基礎的医療サービスを行なう訓練をうけ，認定された人；略 PA》」とかなり詳しいが，後者に

ついては「医療補助員」の訳語のみである。

　physician's assistant は，普通は医師が行う業務を医師の監督下で行う。2 年間のプログラムを修了し，国家試験に合格した者は，特に **physician's assistant, certified**（略称は **PA-C**）と呼ばれる。**medical assistant** は，管理上，及び臨床上の業務を行うことによって，医師，あるいはその他の医療従事者をサポートする。**medical office assistant** と も 呼 ば れ る（*Stedman's 7, Taber's 24*）。

PICS

　ICU の略語で知られる集中治療室（intensive care unit）に入っていた患者が，ICU 在室中，あるいは退室後，さらには病院を退院後に，運動機能，認知機能，メンタルヘルスに障害が起こることがある。**post-intensive care syndrome**（集中治療後症候群）と呼ばれる。

　Known as **post-intensive care syndrome** or **PICS**, the condition can involve physical symptoms, emotional effects, and mental difficulties.

（*Chicago Health*, September 30, 2020）

　その健康状態は，**集中治療後症候群**，または **PICS** として知られており，身体的症状，感情的影響，そして精神的問題を含む可能性がある。

　比較的新しい語で，2010 年に生まれた。略語の **PICS** は，「ピックス」と発音する頭字語（acronym）である。*Dorland's 8* のような新しい医学略語辞典にも未収録である。**post-ICU de-**

lirium とも呼ばれる。

　患者自身だけでなく，患者家族のメンタルヘルスにも影響を及ぼすことがあり，そのような場合は **post-intensive care syndrome-family** と呼ばれる。略語は **PICS-F** である。

This condition is known as **post-intensive care syndrome-family**, or **PICS-F**.

(U.S. News & World Report, July 25, 2017)

　この健康状態は，**集中治療後症候群−家族**，あるいは **PICS-F** として知られている。

PID shuffle

　PID は，骨盤内炎症性疾患（**p**elvic **i**nflammatory **d**isease）を指す略語である。**PID shuffle**（ピッド・シャッフル）とは，この疾患にかかった女性の特有の歩き方を指す。腹部を抱え，背を曲げて，広げた足を引きずって歩く（Conlon 2009）。**shuffle** は「足を引きずって歩くこと」の意味。

She edged her feet along the floor doing her own version of what OB/GYN residents call the **PID shuffle**.

(Harry Klaus, *For the Rest of My Life*. Zondervan, 2003, p. 284)

　彼女は，産婦人科のレジデントたちが**ピッド・シャッフル**と呼ぶ歩き方を自分なりにやりながら，床に沿って足をゆっくりと動かした。

piggyback

piggyback には形容詞で「追加の，付加の」の意味があるが，医療分野では，追加の静脈内輸液（intravenous infusion）を指して使われる（*Miller-Keane 7*）。

Each time she came in to hang his **piggyback** IVs or check his vitals, Marguerite gave him a little touch before going out again.

(Michael Brown, *Nurses: The Human Touch*. Ivy Books, 1992, p. 63)

彼の追加の点滴をつるしたり，バイタルサインをチェックしたりするために入ってくるたびに，マーガリートは彼に少し触れてから再び出ていった。

"I'll **piggyback** this antibiotic."（「この抗生物質を追加しよう」）のように，動詞として使うこともある（Dunn 1997）。

"Let's **piggyback** some Dopamine into her IV and run it as needed to get her blood pressure to better levels."

(Richard L. Mabry, *Lethal Remedy*. Abingdon Press, 2011, p. 42)

「彼女の点滴にドパミンを少し追加して，血圧をよりよいレベルにするために必要に応じて投与しよう」

IVPB は，**i**ntravenous **p**iggy**b**ack の略語である（*Dorland's 8*, *Stedman's 5*）。

pimp

　医学教育で使われる **pimp** (ピンプ) という語が出てくる小説の一場面がある。**pimp** は，病棟回診中などに，上級の者が下級の者を，例えば指導医 (attending physician) が医学生を，情け容赦なく質問攻めにするという意味である。口語的な (colloquial) 語である (*Taber's 24*)。

　"So let's play **pimp** time, Dr. Isles. What's your call on this?"

　"**Pimp** time?" asked Korsak.

　"It's a term for medical school," said Isles. "**Pimping** someone means to test their knowledge. To put them on the spot."

　(Tess Gerritsen, *The Apprentice*. Ballantine Books, 2003, p. 130)

　「ではドクターアイズ，**絞りあげ**の時間といこうか。この遺体に関するきみの判定は？」

　「**絞りあげ**？」コーサックが尋ねた。

　「医学生用語ですよ」とアイルズ。「人を**絞りあげる**というのは，その人の知識をテストするって意味なの。狙い撃ちにするわけ」

　(安原和見 (訳)『白い首の誘惑』文藝春秋，2007，p. 160)

　この語については，*The New York Times* (May 26, 2016) も "Doctors Getting '**Pimped**'" というタイトルの記事で取り上げていて，'pump question' を意味するドイツ語の *pumpfrage* に由来すると言われていることが紹介されているが，定かではない。put in my place (身の程を知らされた) の頭文字であるとい

う説もある (Kipfer and Chapman 2007)。

toxic quizzing（とても不快な尋問），**grilling**（厳しい尋問），**teaching by humiliation**（屈辱による教授），**teaching by intimidation**（威嚇による教授）も同じ意味で使われる表現である。

pink slip

動詞の **pink-slip**（ピンク・スリップ）には，「《米略式》〈人〉に解雇通知を出す，…を解雇する」（『ジーニアス英和6』）の意味がある。一般的にピンク色の紙に印刷されているさまざまな通告書（notice）や証明書（certificate）などを指す名詞の **pink slip** が，品詞転換（conversion）によって動詞として使われるようになった。口語で，特にアメリカ英語。「解雇通知を出す」の意味で使われた初出年は 1917 年である（*OED*）。

医療現場で，動詞として使われる例がある。

He was "**pink slipped**," which means he was sent to the psychiatric ward and held there until the hospital and physician team felt it was okay to release him.

(Brandon Green, *Diary of a H. O.* (*House Officer*). KPE LLC, 2020, p. 9)

彼は「**ピンク・スリップされた**」が，それは精神科病棟へ送られて，病院と医師団が解放してよいと思うまでそこに拘束される，という意味である。

精神科施設への措置入院を表す語として，**civil commitment** とか **involuntary psychiatric hold** などがあるが，州によって別の言い方もある。ピンク色の紙で通知されることから，Ohio

州では **pink slip**, Massachusetts 州では **pink paper** が使われ
るようである。

pneumo

　救急医療の現場を描いた作品に，次の場面がある。肺炎
(pneumonia) を起こして集中治療室に 1 ヵ月ほど入院した若い
男性の容態が悪化し，胸部レントゲンを撮ったという。

　　The chest X ray had not changed much.　Looking
　　hard, though, the radiology resident thought he saw a
　　slight difference on the left.　"Cold be a **pneumo**," he
　　said, "though I'm not sure.　Let's get a CAT scan."

　　　(Frank Huyler, *The Blood of Strangers*. University of Califorinia
　　　Press, 1999, p. 74)

　　胸部のレントゲン写真にたいした変化はなかった。しかし，
　　放射線科のレジデントが目をこらした結果，左側に若干の影ら
　　しきものを認めた。「**肺炎かもしれない**」と彼は言った。「でも，
　　断言はできないな。CT スキャンを撮ってみよう」

　　　(中井京子 (訳)『救命センター 36 時間』集英社，2001，p. 96)

　この場面に出てきた **pneumo**（ニューモ）という語が，邦訳で
は「肺炎」となっている。しかし，この場面の前後をよく読むと，
1 ヵ月前に肺炎と診断され，容態がさらに悪化した患者について
「肺炎かもしれない」と言うのは不自然である。
　「肺炎」の意味の **pneumonia** の略語には，**pneu**, **pneum**,
PN, **PNM** などがあるが，**pneumo** は出てこない。一方，「気
胸」の意味の **pneumothorax** の略語に，**PNEUMO**, **pnthx**,

pnx, **PT**, **PTX** などがある (*Dorland's 8, Stedman's 5*)。また，
tension pneumo は「緊張性気胸」(tension pneumothorax) を示
す略語である (Purroy 1996)。この場面の **pneumo** は，「肺炎」で
はなく「気胸」である。

portacath

　英国 London の小児病院 Great Ormond Street Hospital で，7
歳の少年が 12 歳未満の子どもでは初めてとなる新しい方法で血
友病 (hemophilia) の治療を受けることが報じられた。

　"Currently treatment for this includes an injection ev-
ery two days via a device called a **portacath** that allows
medicine to be delivered close to the heart."

(BBC, 30 August 2022)

　「現在，この治療には，心臓の近くに薬を運んでくれる**ポー
タキャス**と呼ばれる装置を通じて 2 日ごとに薬を注入するこ
とが含まれる」

　portacath（ポータキャス）とは，採血，輸液，輸血，化学療法，
抗生物質の投与などに使われる装置である。皮膚の下に置かれる
ポート (port) にカテーテル (catheter) が接続されている。
　portal と **cath**ther からできたかばん語 (portmanteau word)
である。もとは商標名の **Port-A-Cath** で，その一般化した商標
名 (generic trademark) である (Hunter *et al.* 2017)。

porter

英国 BBC が，ある病院の手術室（theatre）に勤務する病院職員の死亡を報じた。

A "caring and compassionate" **porter** has died from Covid-19 at the hospital where he worked.

(BBC, 8 February 2021)

「おもいやりがあって情け深い」ポーターが，自らが勤務する病院で，新型コロナウイルス感染症が原因で死亡した。

死亡した **porter**（ポーター）とはどんな病院職員なのか。英和辞典には次のような説明がある。

《病院の》器具・患者などの移動係（＝hospital ～）
（『リーダーズ英和 3』）
《病院の》器具・ワゴンなどの移動係　　　（『医学英和 2』）
《英》患者を（病室から病室へ）移動させる係
（『ジーニアス英和 6』）
《主に英》（病院の）雑役夫，運搬担当員　（『ウィズダム英和 4』）

Collins Dictionary や *OALD* は，患者を移動させる人であるとするが，*OED* によると，運ぶのは患者あるいは器具である。**hospital porter** とも呼ばれる。初出年は 1907 年。

NHS と呼ばれる英国国民保健サービス（National Health Service）のウェブサイトによると，**porter** は **NHS** の病院の中心（heartbeat）であり，患者や器具の他に運ぶものとして，患者の血液サンプル，リネン類，郵便物や小包，廃棄物，ガスボンベ，配膳カートがあげられている。さらには，病院内外の清掃，病棟内カーテンの交換，あるいは車両の運転などの業務も担当する。

具体的には，**catering services porter**，**dirty linen and waste porter**，**operating theatre porter**，**kitchen porter** などの呼称がある。

| PPE

PPE は **p**ersonal **p**rotective（または **p**rotection）**e**quipment の頭文字で，有害な物質や環境から保護したり，感染症への感染を防いだりするために使用される（*OED*）。標準予防策（Standard Precautions）の一部である（*Mosby's 11*）。具体的な装備には，ガウン，手袋，マスク，フェイスシールド，ゴーグルなどがある。英和辞典では，最新の『ジーニアス英和 6』が「（危険回避・感染予防の）個人防護具」の訳語で収録したが，*OED* の初出年は，**p**ersonal **p**rotective **e**quipment が 1934 年，**PPE** が 1977 年である。

ある小説の邦訳に「マスク」が登場する 2 つの場面がある。しかし，それぞれの原文を見ると，前者では **mask**，後者では **PPE** が使われている。どういうわけか，後者を「マスク」だけに限定してしまっている。

The auditorium was one-quarter full, taped-off empty seats keeping everyone at a distance. **Masks** were mandatory.

(Karin Slaughter, *False Witness*. William Morrow, 2022, p. 34)

観客席は 4 分の 1 ほど埋まっているだけで，無人の席にはテープが張られ，客同士の距離を確保している。**マスク**は必須だ。

（鈴木美朋（訳）『偽りの眼』（上）ハーパーコリンズ・ジャパン，2022,
p. 48）

The class were smaller. The students rotated in pods
of ten. Extra staff kept the classrooms sanitized. **PPE**
was mandated.

(*ibid.*, p. 40)

学校はクラスの人数を減らした。子どもたちは10人のグ
ループに分かれ，交替で登校する。臨時職員が教室を消毒す
る。**マスク**着用は義務だ。

（同書（上），p. 55）

Raggedy Ann sydrome

筋痛性脳脊髄炎（**myalgic encephalomyelitis**）は，長期にわたって極度の疲労や衰弱を伴い日常生活に支障をきたすことから，**chronic fatigue syndrome** とも呼ばれる。この「慢性疲労症候群」について紹介する記事に **Raggedy Ann** が登場する。

An outbreak hit the Royal Free Hospital in London in the 1950s, followed by Lake Tahoe, Nevada in the 1980s where the epidemic was nicknamed "**Raggedy Ann.**"

(*Business Insider*, March 22, 2018)

1950 年代に英国ロンドンのロイヤル・フリー病院で集団発生し，それに続いて 1980 年に集団発生した米国ネバダ州タホ湖で，その流行病は「ラゲディ・アン」というニックネームが付けられた。

Raggedy Ann は，Johnny Gruelle（1880-1938）原作の絵本シリーズに登場するキャラクターで，その縫いぐるみ人形も大ヒットした。*OED* にも男の子の人形 Raggedy Andy とともに収録されている。初出年は 1918 年。文字通りは「ぼろぼろのアン」で，くたくたになったこの人形の様子から，慢性疲労症候群は **Raggedy Ann syndrome**（ラゲディ・アン症候群）と呼ばれることがある。

rapid response team

　形容詞の **rapid-response** については,「(組織などが緊急時・緊急情報に) 即応する」(『コンパスローズ英和』) よりも「(軍の部隊・医療チームなどが) 緊急対応の」(『ジーニアス英和 6』) のほうがより具体的な説明である。

　医療現場には, **rapid response team** (迅速対応チーム) と呼ばれるものがある。

　So far, a team of experts and **rapid response teams** from a nonprofit, the Global Polio Eradication Initiative, have arrived in Malawi.

(VOA, February 23, 2022)

　ここまでは, 専門家チームと非営利組織の世界ポリオ根絶計画から派遣された**迅速対応チーム**がマラウィに到着している。

　アフリカ南東部マラウィ (Malawi) でのポリオのアウトブレイクで, **rapid response team** が派遣されたことを伝えるニュースである。このように感染症などが突然発生した場合に WHO などが主導して派遣するかなり大がかり場合もあれば, 病院など医療施設内で患者の急変に迅速に対応する医療チームを指す場合もある。具体的には, 心拍停止 (cardiac arrest), あるいは呼吸停止 (respiratory arrest) が起こる前に介入する, クリティカルケア (critical care) の専門的知識・技術をもった臨床医たちの緊急医療チームである (*Stedman's 7*)。クリティカルケア専門看護師, 呼吸療法士 (respiratory therapist), 集中治療専門医 (intensivist), 入院患者を専門に診る医師 (hospitalist), そして救急医 (emergency physician), または医師助手 (physician assistant)

から構成される (*Taber's 24*)。

　あるいは，英国では自宅で具合が悪くなった高齢者などのもとへ派遣されるチームを指す場合にも使われる語である。

Older people and the very sick will be visited within two hours by a "**rapid response team**" of health and care staff under new NHS plans to relieve the strain on overcrowded hospitals.

(*The Guardian*, 23 January 2020)

　高齢者やかなり具合の悪い人に対しては，とても混雑した病院の負担を和らげるために，NHS（国民保健サービス）の計画のもと，保健医療スタッフの「**迅速対応チーム**」が2時間以内に訪問することになるだろう。

red herring

　「燻製ニシン」の意味の **red herring** は，比喩的に「人の注意を他へそらすもの」という意味で使われることもある。*OED* によると，英国のジャーナリスト William Cobbett (1763-1835) が 1807 年に使ったのが最初である。犬の嗅覚訓練で使われて犬を惑わすことからという説がある。

　この表現が医療現場で使われる場合がある。患者の病気を診断する場合に惑わされることなく無視すべき，臨床上の，レントゲン上の，あるいは病理学上の所見のことである (Segen 2006)。*OED* の 2001 年の用例は，この医療現場のものである。

　次の場面では，白血球数が多いから白血病 (leukemia) であると診断を急ぐ医師の誤りを指摘するために使っている。結局，そ

の患者は白血病ではなく，ウイルス性胃腸炎（viral gastroenteri-tis）であった。

"The white count doesn't bother me at all," I told him. "It's just a **red herring**."

"A what?" He looked confused.

"A **red herring**," I repeated, realizing I would need to explain the remark.

　（Robert Lesslie, *Angels on Call*. Harvest House Publishers, 2010, p. 55）

「白血球数はまったく気にしていない」私は彼に言った。「それはただの**レッド・ヘリング**だよ」

「何ですって？」彼は困惑しているようだった。

「**レッド・ヘリング**」その発言を説明する必要があると感じながら，私は繰り返した。

▌rehab center と psych unit

　カタカナ語の「リハビリテーション」の略語は「リハビリ」であるが，英語の rehabilitation の略語は **rehab** である。口語で，もとはアメリカ英語である。**rehab**ilitation の尾部省略（back clipping）でできた語で，もともとは，短縮することでスペースを節約し，労力をかけずに書くため，つまり "graphic abbreviation" として使われたもの。次の場面に出てくる **rehab center**（リハビリセンター）のほかに，**rehab clinic**, **rehab nurse**, **rehab program** などがある（*OED*）。

Callie thought about her own medical charts scattered

across so many different **rehab centers** and **psych
units**.

(Karin Slaughter, *False Witness*. William Morrow, 2022, p. 312)

キャリーは，自分のカルテがあちこちの**更生施設**や**精神科病
棟**にばらまかれているのを思い浮かべた。

(鈴木美朋（訳）『偽りの眼』（上）ハーパーコリンズ・ジャパン，2022,
pp. 380-381)

OED が示す4つの具体例をコーパスで見ると，COCA では
次のようになっている。

rehab center	268 例	**rehabilitation center**	452 例
rehab clinic	52 例	**rehabilitation clinic**	32 例
rehab nurse	5 例	**rehabilitation nurse**	1 例
rehab program	137 例	**rehabilitation program**	310 例

　一方，この場面に出てきた **psych unit** は，**psychiatric unit**
（精神科病棟）のことであるが，**psych** が **psychiatric** の尾部省略
でできた語であることを説明する辞書は見当たらない。*OED* も
psychology, psychologist, psychiatry, psychiatrist の略語であ
ることしか示していない。「精神科病棟」指す語には，**psych
ward** や **psychiatric ward** もある。COCA によると，次のよう
になっている。

psych unit	25 例	**psychiatric unit**	97 例
psych ward	233 例	**psychiatric ward**	205 例

resus

　英国の医療システムが抱える問題点について *The Guardian* 紙に掲載された記事に，**resus**（リサス）という語が出てくる。午後11時，頭部に怪我をした患者が病院に運び込まれるが，脳損傷（brain damage）があるかどうか判断するのは，酔っぱらった患者の場合はさらに難しくなるという。

He's going to need to be in **resus** as well, and he will take four or five members of staff to sort him out.

(*The Guardian*, 8 January 2015)

　彼は**リサス**に入れられる必要もあるし，彼の重症度を判断して処置するには，スタッフが4人か5人必要になるだろう。

　resus は，**resus**citation の尾部省略（back clipping）でできた語である。*OED* によると，「蘇生」の意味での **resus**citation の初出年は 1782 年で，もとは溺水（near-drowning）から生き返らせる治療を指していたが，その後は一般に心拍停止（cardiac arrest）や重度の外傷（trauma）の患者の循環・呼吸機能を回復するための救命治療を指すようになった。短縮語の **resus** は，初出年が 1930 年である。口語で，もとはイギリス英語である。*OED* は主に修飾語として，特に **resus room**（蘇生室）の形で使われるとするが，**resus** 単独で使われることも多い。**A&E** と呼ばれる救急部門（emergency department）で，搬送された患者が直ちに救命治療を受けるところを指す。**Resus** とも書く（*Cambridge Dictionary*）。

It is early evening in "**resus**", part of accident and emergency at King's College Hospital in south London.

(BBC, 3 November 2017)

サウス・ロンドンにあるキングス・カレッジ病院の救急部門の一部,「**リサス**」での夕方のことである。

略語辞典では, *Stedman's 5* には **reus**citation の略語としてこの **resus** と **RESC** が収録されている。*Dorland's 8* には **resusc** が収録されているだけである。

rexy

若い男性のあいだで広まる摂食障害 (eating disorder) を取り上げたメディア報道に, **manorexia**(マノレキシア)という語が出てくる。太りすぎだと考える男性が, 日常生活に支障が出るほど, カロリー摂取量や運動することに執着してしまうという。

The phenomenon is so widespread that the name **'manorexia'** has been coined to describe it.

(*Daily Mail*, 7 November 2013)

その現象は, とても広く行き渡っているので, それを表すのに「**マノレキシア**」という名称が造り出された。

manorexia は, 男性に見られる食欲不振や無食欲を表す語で, **man**＋**anorexia**(「食欲不振, 無食欲」)から。

pregnancy＋**anorexia** からできた語の **pregorexia**(プレゴレキシア)もある。妊娠中の女性の極端なダイエット, 異常なまでの運動, むちゃ食い (bingeing), 浄化行動 (purging) のことで, 初出年は 2007 年である (Friedland 2015)。「浄化行動」とは, 自分で喉に指を突っ込んで吐いたり, 大量の下剤を服用して下痢をし

たりする行動のこと。

Anorexia can worsen during pregnancy and postpartum for many women. "**Pregorexia**" has become a popular way to describe pregnant women suffering with anorexia.

(ABC News, March 16, 2011)

食欲不振は，多くの女性で妊娠期間や産後に悪化する場合がある。「**プレゴレキシア**」は，食欲不振に苦しむ妊娠中の女性について述べるポピュラーな方法になっている。

anorexia の形容詞 **anorexic** からできた **rexy**（レキシー）という語もある。

From heroin chic and waif, Kate Moss has moved on to being "**rexy**" according to showbiz media reports.

The term—a combination of anorexic and sexy—is apparently becoming a popular compliment among the Croydon-born supermodel's skinny cronies.

(*Your Local Guardian*, 23 July 2007)

芸能メディアの報道によると，ヘロイン・シックで宿無しのようにやせて顔色が悪い状態から，ケイト・モスは「**レキシー**」へと移った。

その語—anorexic と sexy の組み合わさったもの—は，どうやら，（ロンドン南部の）クロイドン生まれのスーパーモデルのやせこけた仲間のあいだでは，人気のあるほめことばになりつつあるようだ。

Rice Krispies

「気腫」の意味の **emphysema** は，1587 年頃から使われている語である（*OED*）。*OED* の 1996 年の用例に出てくる **subcutaneous emphysema** は，皮下組織内に空気が貯留する状態で，**pneumoderma**，あるいは **aerodermectasia** とも呼ばれる（*Stedman's 7, Mosby's 11*）。この皮下気腫を指すのにシリアルの商標名が使われる場合がある。次の場面の *Crispies* の綴りは誤り。

He had **subcutaneous emphysema** ... The slang for it is "**Rice Crispies** [*sic.*]," because of the crackling sounds the gas makes.

(Michael Brown, *Nurses: The Human Touch*. Ivy Books, 1992, p. 11)

彼は**皮下気腫**の状態だった。[中略] それを指すスラングは，（皮下に溜まった）ガスがパチパチという音を出すので，「**ライス・クリスピーズ**」である。

Rice Krispies（ライス・クリスピーズ）は，米国製のシリアルの商標名で，表面に無数の穴があるので，ミルクをかけるとパチパチと小さな音がする。

rooter

アメリカ英語のスラングで，スポーツのファン，特に野球のファンを **rooter**（ルーター）と呼ぶ。この意味での初出年は 1889 年。スポーツ以外のコンテクストでも，熱狂的なサポーターの意

味で使われるようになった初出年は 1906 年である (Green 2010)。
root は「応援する」の意味の動詞。

　医療現場では，大病院の **ER** (emergency room) 周辺に集まっ
て，救急車で搬送されてくる患者たちを観察して楽しむ野次馬を
指すことがある。生活に困窮している人たちであることが多いと
いう (Dickson 2006, Dunn 1997)。

　次の場面では，米国 Georgia 州 Atlanta にある有名な病院
Grady Hospital の救急部門 **ED** (emergency department) 周辺に
集まるホームレスの人たちの様子が描かれている。

R

As the ambulances pulled up to the ED, they would
cheer the patients on with encouraging shouts.　They
became known as "Grady **Rooters**".

(Steven Bentley, *A License to Heal*. iUniverse, 2014, p. 29)

　救急車が救命部門に到着すると，彼らは励ましの声を叫びな
がら患者たちに声援を送ったものだ。彼らは「グレイディ・
ルーターズ」として知られるようになった。

schmutz

　米国のジャーナリスト John E. McIntyre は, *The Baltimore Sun* 紙 (August 11, 2014) で **schmutz** (汚れ) という語を取り上げた。イディッシュ語 (Yiddish) から英語に入ってくる語のひとつとして紹介された **schmutz** は, ごみ (dirt), 汚物 (filth), ほこり (grime), くず (rubbish) などの意味で, **shmutz** の綴りもあるとした。*OED* と *Merriam-Webster Online* の初出年は 1838 年である。

　ニューヨーク大学医学部臨床教授でベルビュー病院 (Bellevue Hospital) 勤務の Danielle Ofri 医師が, 医療現場で使われる **schmutz** について取り上げている。X 線写真に写っているものの, 臨床的には重要でない小さな汚れのようなものを指すのにぴったりの語だという。ただし, 次の用例で正式な放射線学の専門用語 (official radiologic terminology) になったとあるのは, 彼女のジョークである (Personal communication. May 12, 2023)。

　Countless times I've stared at a patch of haziness on an X-ray until my water, debating whether it's just *schmutz* (a word that has migrated seamlessly from Yiddish to official radiologic terminology).

(Danielle Ofri, *When We Do Harm*. Beacon Press, 2020, p. 57)

私は何度も, 涙が出るまで画像上のぼんやりした斑点を凝視

し，このあいまいな輪郭は本当に肺炎だろうか，それともよご

れ（流れるようにスムーズにイディッシュ語から正式な放射線技術用語に

なった言葉だ）にすぎないのだろうかと自問したことがある。

（原田さよ（訳）『医療エラーはなぜ起きるのか　複雑なシステムが患者
を傷つける』みすず書房，2022, p. 78）

scoop and run と stay and play

全米ベストセラー「こころのチキンスープ」シリーズナース篇
の原書と邦訳に，呼吸が停止した生後5ヵ月の赤ちゃんを救急
ヘリコプターで搬送したフライトナース（flight nurse）の回想が
ある。

… this child was so critically ill and in need of ad-
vanced care, that it became a "**scoop and run**" situa-
tion.

（Jack Canfield, Mark Victor Hansen, and LeAnn Thieman, *Chick-
en Soup for the Nurse's Soul*. Health Communications, Inc.,
2001, p. 83）

［前略］赤ちゃんはとても状態が悪く，高度な治療を必要とし
ており〝一刻の猶予もなかった〟のです。

（川原礼子・山田智恵里（監訳）『愛はあなたの手のなかに　ナースが贈
るこころのチキンスープ』看護の科学社，2008, p. 65）

邦訳の「一刻の猶予もなかった」の部分に，原書では **scoop**
and run という表現が使われている。**scoop and run** とは，輸
液投与や治療によって現場で患者の容態を安定させるよりも，そ
の患者を急いで病院へ搬送するという意味である（*Taber's 24*）。

文字通りは，（患者を）「すくい上げて走れ」である。**scoop and scoot**（「すくい上げて駆け出せ」），**load and go**（「積み込んで出発せよ」），**bag and drag**（(アンビュバッグで)「酸素を送りこんで引っ張っていけ」）という表現も同じである。

　これに対して，患者の状態から判断して，現場で患者の容態を安定させて治療する場合の表現は **stay and play** である（Conlon 2009）。文字通りは，（現場に）「とどまって行動せよ」である。オーストラリアの Sydney におけるドクターヘリの活躍を描いた作品では，**stay and stabilise** が使われていた。

> Our philosophy was therefore '**stay and stabilise**' as opposed to '**scoop and run**.'
>
> (Ken Wishaw, *Helicopter Rescue*, Macmillan, 2004, p. 159)

> したがって，私たちの基本方針は，「**スクープ・アンド・ラン**」［患者をヘリコプターに乗せて病院まで急げ］に対して「**ステイ・アンド・スタビライズ**」［現場にとどまって患者を安定させろ］であった。
>
> (田中芳文（訳）『ドクターヘリ　救命飛行』医歯薬出版，2009，p. 257)

seat belt sign

　seat belt sign（または **seatbelt sign**）は，一般には旅客機の「シートベルト着用サイン」の意味で使われることが多い。

> Usually when the **seatbelt sign** is turned on, holidaymakers get a little nervous in case their flight is about to get a little bumpy.

(*Daily Express*, Aug 22, 2022)

通常**シートベルト着用サイン**が点灯していると，休暇を楽しむ人たちは，フライトが少し突風で揺れるといけないので，やや神経質になる。

この **seat belt sign** は，医療現場では異なる意味で使われる。医学専門書にはもちろん出てくるが，一般の人が目にする交通事故専門の弁護士事務所のウェブサイトでは，交通事故後の鈍的腹部外傷（blunt abdominal trauma）の徴候や症状を紹介する場合に出てくる表現である。「シートベルト徴候」と呼ぶべきもので，シートベルトが装着されていた部分にできたあざ（bruising），または擦過傷（abrasion）を指す。重篤な内臓損傷（internal injury）の可能性もある（*Taber's 24*）。

The presence of a **seat belt sign**, even without other clinical findings, should strongly prompt the clinician to consider adding radiographic imaging.

(Emily Rose (ed.) *Pediatric Emergency: A Practical, Clinical Guide*. Oxford University Press, 2021, p. 406)

シートベルト徴候がある場合は，ほかの臨床所見がなくても，臨床医は放射線画像撮影を追加することをぜひ考えるべきだ。

severe obesity

「肥満の」という意味の **obese** はきちんと定義された医学用語であるが，多くの人にとってきわめて不愉快な語で，肥満度を表す指数 **BMI**（body mass index）が 40 を超えた場合に用いられ

る「病的に肥満の」という意味の **morbidly obese** は，さらに厄介だという (Ofri 2017)。

　OED には，「病的な肥満」の意味の **morbid obesity** が 1969 年の初例とともに収録されている。**severe obesity**（重度の肥満）とも呼ばれる (*Taber's 24*)。コーパスで見ると，COCA では **morbid obesity** が 68 例，**severe obesity** が 45 例である。

　Likewise, the team projected, in 25 states the prevalence of **severe obesity** will be higher than one adult in four, and **severe obesity** will become the most common weight category among women, non-Hispanic black adults and low-income adults nationally.

(*The New York Times*, February. 10, 2021)

　同様に，そのチームは，25 の州で**重度肥満**の広がりは成人 4 人に 1 人を上回り，全米で**重度肥満**は，女性，非ヒスパニック系黒人成人，低所得の成人の間で最も多い体重区分になると予測した。

　重度の肥満に苦しむ男性が主人公の米国映画 *The Whale* を取り上げた *The Wall Street Journal*（Dec. 17, 2022）の記事の見出しでも，"'The Whale': Inside a Debate About a Portrait of **Severe Obesity**" のように，**severe obesity** が使われていた。映画のタイトルになっている **whale** には，スラングで「太った人」の意味がある。1900 年代から使われている。**beached whale** は「極端に太った人」の意味で，特に援助なしではベッドや椅子から出られない人を指す。文字通りは「浜に引き上げられたクジラ」で，1980 年代から使われている語である (Kipfer and Chapman 2007)。

shopping cart sign

脊柱管狭窄症（spinal stenosis）の症状に，立っていると下肢のしびれや痛みがひどいが，前かがみになったり座ったりすると楽になるというものがある。例えば，ショッピングカート（shopping cart）の上にかがみ込むと，しびれや痛みがなくなって楽になる。そのような症状が出ている状態を（**positive**）**shopping cart sign**（（陽性）ショッピングカート徴候）と呼び，脊柱管狭窄症の診断につながることがある。

S

Have you ever been grocery shopping—and your legs hurt and felt weak—but the symptoms go away when leaning over the cart? This is a common symptom referred to as the "**shopping cart sign**."

(*225 Magazine*, April 5, 2022)

食料品の買い物に出かけて——そして，脚が痛くて力が入らなくなり——しかし，カートの上に身をかがめるとその症状がなくなるという経験をしたことがあるだろうか？ これはよくある症状で，「ショッピングカート徴候」と呼ばれる。

sleep debt

「睡眠不足」を表す英語には **sleep deprivation** があり，*OED* にも収録されている。初出年は 1853 年。この状態が 1 週間続くと精神病（psychosis）の症状が出る可能性があるという（*Mosby's 11*）。

最適な量の睡眠が不足している状態は，**sleep debt** と呼ばれ

る。文字通りは「睡眠負債」の状態で，集中力が低下したり，疲労が蓄積したり，職務の遂行が不十分になったりする（*Taber's 24*）。CDC（米国疾病対策センター）のウェブサイトにも出てくる語で，例えば，1 日 8 時間睡眠が必要な人が 6 時間しか眠らないと，**sleep debt** は 2 時間で，そのような日が 5 日続くと **sleep debt** は 10 時間となる。

Chronic **sleep deprivation** can lead to what experts call **sleep debt**: hours of sleep you've lost and haven't made up over time. In general, the more debt you accumulate, the worse your body fares and the higher your risk of long-term health complications, Holfinger says.

(*The Washington Post*, April 24, 2023)

　慢性的な**睡眠不足**は，専門家たちが**睡眠負債**と呼ぶもの，つまり徐々に失って埋め合わせなかった睡眠時間をもたらす可能性がある。一般に，負債が増えれば増えるほど，身体は悪くなり，長期的な健康上の余病のリスク高まる，とホルフィンガー氏は言う。

Smiling Mighty Jesus

　ある語をそれと似た発音のほかの語と間違える滑稽な誤用のことをマラプロピズム（malapropism）と呼ぶ。*OED* にも収録されていて，初出年は 1830 年。固有名詞の Malaprop＋-ism（「特徴，特性」の意味の接尾辞（suffix））からである。Malaprop は，喜劇 *The Rivals*（1775）に登場する頑固で気取り屋の老婦人 Mrs.

Malaprop で，彼女は故意に綴りの長い難しい語を用いるが，それがいつも間違っていて滑稽な効果を与える。

　このような滑稽な語の誤用は医療現場でもよく起こるもので，すでに山田（1993）はこの用法に注目し，専門用語の **fibroids of the uterus**（子宮筋腫）を **fireballs of the Eucharist**（聖餐の火の玉）と呼んだ患者の例をあげている。医療マラプロピズム（medical malapropism）と呼ばれ，薬品名であれば，利尿薬（diuretic）の **Lasix** を **Latex**，麻薬性鎮痛薬（narcotic analgesic）の **OxyContin** を **Oxy-cotton** と間違えたり，解剖学や生理学分野の語であれば，**cervix**（子宮頸：頸部）を **service**，**vagina**（膣）を **Virginia** と間違えたりするという（Wanner 2009）。

S

"No. They give me some stuff for that. **Domatol** or somethin' like that." **Donnatal**, Marcie notes. They prescribe that to calm an irritable colon.

(John Langone, *Harvard Med*. Adams Media Corporation, 1995, p. 241)

「いや。それに関しては薬をもらってる。**ドマトール**だか何かそんなやつだ」**ドナタール**だ。マーシーが書き留める。結腸の過敏症をおさえるための薬だ。

（白根美保子（訳）『ハーバード医学部』三修社，2000，p. 214）

"Some tearing of the **gentle** tissues."

The phrase jelled in my brains. *Some tearing of the **gentle** tissues.* Androfski meant "**genital**," of courses; he misspoke.

(Leah Ruth Robinson, *First Cut*. Avon, 1997, p. 26)

「<ruby>柔<rt>ジェントル</rt></ruby>らかい組織が破れていたよ」

その一言は，わたしの脳みその中で，ゼリーみたいに固まっ

た。**柔らかい組織が破れていた**。アンドロフスキは「**生殖器の**」組織が破れていた，と言うところを言い間違えたのだ。

(清水ふみ（訳）『研修医エヴリンと夏の殺人鬼』東京創元社，2005，p. 46)

　退職した看護師が，約 300 人の患者（大半が黒人で貧困にあえぐ人たち）が毎日やってくるという大学病院の ER の様子を回想する場面では，4 つの例が出てくる。

Patients did not **vomit**, they "**vomicked**." ... A woman complained of **fireballs** in her "**uckerus**," which turned out to be **fibroids** in her **uterus**. She was having a problem with feminine bleeding. Someone gave a history of having "**Smiling Mighty Jesus**," which was **spinal meningitis**.

(Ellen Metz, *Call It*. Bookbaby, 2018, p. 74)

　患者たちは**ヴォミット**せずに「**ヴォミック**」した。[中略] ある女性は「**ユーカラス**」の中の**ファイヤーボール**のことで不満を言ったが，それは**ユータラス**（子宮）の中の**ファイブロイズ**（子宮筋腫）のことだとわかった。彼女は女性特有の出血の問題を抱えていたのだ。「**スマイリング・マイティー・ジーザス**」の病歴を教えてくれる者もいたが，それは**スパイナル・メニンジャイタス**（脊髄膜炎）のことだった。

vomick は **vomit**（嘔吐する），**fireballs** は山田（1993）の用例にもあったように **fibroids**（子宮筋腫），**uckers** は **uterus**（子宮），**Smiling Mighty Jesus** は **spinal meningitis**（脊髄膜炎）と間違えて使われていることがわかる（Meyer 1994）。

　オーストラリアの医療現場を伝えるストーリーには，**ovario-**

hysterectomy（卵巣子宮切除術）という難解な専門用語の代わりに使われた語が登場する。

> She wiped a scabby forearm under her nose then scratched at her opposite shoulder. "He only said after I told him I'd had a **Bavarian-sister-techtomy**, whatever the fuck that is. But I'm still sure I'm pregnant."
>
> I stared at her for a while before speaking. "Do you mean an **ovariohysterectomy**?"
>
> "That's it!"
>
> (Harry Colfer, *The Collected Tales: Ambo Tales from the Frontline*. Harry Colfer Books, 2022, p. 9)

彼女はかさぶたのある前腕を鼻の下で拭いてから反対側の肩をかいた。「私が**ババリアン・シスター・テクトミー**を受けたことがあると言ったら，彼がただそう言ったのよ。それが何だかよくわからないんだけどね」

しばらく彼女を見つめてから話した。「**オバリオヒステレクトミー**のことですか？」

「それです！」

SOB

医学用語で略語の **SOB** は，shortness of breath，つまり「息切れ」（breathlessness）のことである。しかし，医療従事者がこの略語を患者の前で何気なく使うと，大問題に発展する場合がある。医学用語の **SOB** を知らない患者は，自分のことを「この野郎」を意味する son of a bitch の頭文字 **SOB** で呼ばれたと思い，

病院側を訴えたというのである（竹田 1989, 山田 1993）。

   "**Shortness of breath**," said Nurse Beryl. "We used to use **SOB** but we had to stop doing this because too many people thought it meant 'son of a bitch' ..." she paused, then, with exquisite timing, added, "... which many patients in Emergency are."

(Martin O'Malley, Hospital: Life and Death in a Major Medical Centre. PaperJacks, 1987, p. 5)

   「**息切れ**」看護師のベリルが言った。「私たちはよく **SOB** という語を使ったんだけど，あまりにも多くの人たちがそれは「**この野郎**」を意味していると思ったんで，それを使うのをやめなければならなかった ...」彼女は少しためらってから，絶妙なタイミングで付け加えた。「... 救急患者の多くはその通りなんだけどね」

   OED には，呼吸困難（dyspnea）や息切れの意味の **shortness of breath** が，初出年 1577 年で収録されているが，略語の **SOB** への言及はない。一方で，**son of a bitch** の略語 S.O.B は収録されており，初出年は 1918 年である。

Star of Life

   長年にわたってパラメディック（paramedic）を勤めた男性が子ども時代を振り返る場面に，**Star of Life**（スター・オブ・ライフ）と呼ばれるシンボルが出てくる。

   As a child, I remember seeing the **Star of Life** symbol

on other people's clothing and vehicles.

(EMS1, May 8, 2020)

　子どもの頃，他の人たちの衣服や車についている**スター・オ
ブ・ライフ**のシンボルを見たことを覚えている。

　このシンボルは，1973 年に **EMS** と呼ばれる緊急医療サービ
ス（emergency medical service）の公式シンボルとして採用され
たものである。青色の 6 本の棒（bar）が **EMS** の 6 つのシステ
ム機能を表しており，その機能とは，発見（detection），報告
（reporting），応答（response），現場でのケア（on-scene care），
搬送中のケア（care in transit），適切なケア施設への引き渡し
（transfer to definitive care）である（Sanders 2012）。

　このシンボルに関連して，次のような一節がある。

　If the universal symbol of a physician is the **caduceus**,
then the universal symbol of an emergency medicine
physician would be the trauma shears.

　(Pamela Grim, *Just Here Trying to Save a Few Lives*. Warner
　Books, 2000, p. 99)

　医術の一般的シンボルが**使者の杖**<ruby>使者の杖<rt>カドウケウス</rt></ruby>（神々の使者ヘルメスの持って
いた杖。2 匹の蛇が巻きつき，頂に双翼がある。アメリカの救急車にはこ
のマークがついている）であるというなら，救急専門医のシンボ
ルはさしずめ外傷用鋏といったところだろう。

　（古川奈々子（訳）『ひとつでも多くの命を─ER 発・生と死の物語─』
　角川書店，2001，p. 121）

　医術の一般的なシンボルが **caduceus**（カドケウス）であるとし
ているが，医学・医療や医療機関のシンボルは，**staff of Ascle-
pius**（アスクレピオスの杖）である。**rod of Asclepius, wand of**

Asclepius, Asclepius staff などとも呼ばれる。初出年は 1854 年 (*OED*)。杖に巻きついているのは 1 匹の蛇である。また，救急車についているのは，**caduceus** や **staff of Asclepius** ではなく，**Star of Life** である。活躍したパラメディックに **Star of Life Award** が授与されるというニュースが，米国メディアでよく見られる。

Taber's 22 には，**Star of Life** がシンボルのイラストとともに収録されていたが，どういうわけかその後の版ではこの項目自体が削除されている。

status Hispanicus

　一般に「状態，現状」の意味の **status** は，医療分野では特に「持続状態，重積状態」の意味で使われることがあり，**status asthmaticus**（喘息発作重積状態）や **status epilepticus**（てんかん重積状態）のような専門用語がある。

　status dramaticus は，これらの専門用語を真似た医療スラングで，「ドラマ持続状態」といったところである。この表現について，英国の元医師 Adam Kay は，BBC でドラマ化されたベストセラー *This Is Going to Hurt: Secret Diaries of a Junior Doctor*（Picador, 2017）（佐藤由樹子（訳）『すこし痛みますよ　ジュニアドクターの赤裸々すぎる日記』羊土社，2020）のなかで，"medically well but over-emotional"（「医学的な問題はないが情緒不安」）の意味であると説明している。少しでも早く治療を受けるために騒々しく症状を誇張する患者の様子を指す表現である。米国のジャーナリストも取り上げた。

In a Maryland ER, a travel nurse said that "**Status Dramaticus**" is nurse code for patients with low acuity but high drama ...

(Alexandra Robbins, *The Nurses*. Workman Publishing, 2015, p. 190)

メリーランド州の ER には，「**ステータス・ドラマティカス**」とは，緊急度は低いが劇的な患者を指す看護師の暗号だと言ったトラベルナースがいた［後略］

あるいは，**status Hispanicus** というスラングもある。ヒステリックに泣き叫び続けるヒスパニック系患者の様子を表現したもので，「ヒスパニック持続状態」といったところである。

A whining Central American patient—like Maríssima Alvarez—is diagnosed with "**status Hispnanicus**," a play on **status asthmaticus**, which is a prolonged, overwhelming asthma attack.

(Danielle Ofri, *What Doctors Feel*. Beacon Press, 2013, p. 37)

マリッシマ・アルヴァレズのように泣き言の多い中央アメリカ出身の患者は，長時間続く非常に強い喘息発作を意味する「**喘息発作重積状態** (status asthmaticus)」にかけて「**ヒスパニック状態** (status Hispanicus) と「診断」される。

(堀内志奈（訳）『医師の感情―「平静の心」がゆれるとき』医学書院, 2016, p. 67)

ヒスパニック系患者の様子を指す他の表現には，**the idiopathic hysteria of Hispanic female**，**Hispanic Hysteric Syndrome**，**Hispanic Panic** がある。

There is a saying in hospitals, not even whispered—an

open joke. "**The Idiopathic Hysteria of the Hispanic Female**." There are variations around the country, like **HHS**, "**Hispanic Hysteric Syndrome**."

(Dina Nayeri, *Who Gets Believed? When the Truth Isn't Enough*. Harvill Secker, 2023, p. 157)

病院には，こっそりと言われることさえない―あからさまなジョーク―がある。「**ヒスパニック系女性の突発性ヒステリー**」だ。全国各地には **HHS**，つまり「**ヒスパニック・ヒステリック症候群**」のような異形がある。

Like most novice ambulance workers, I eventually became accustomed to the term "**Hispanic Panic**." It's the idea that many Latino patients—especially older women who immigrated to the United States—exaggerate their agony or get unnecessarily carried away with grief.

(Josh Seim, *Bandage, Sort, and Hustle*. University of California Press, 2020, p. 47)

ほとんどの駆け出しの救急車の隊員のように，私も結局はそのことば「**ヒスパニック・パニック**」に慣れるようになった。それは，多くのラテンアメリカ系の患者―特に米国に移ってきた高齢女性―は，自分の苦しみを誇張する，あるいは不必要に悲しみで興奮するという考えのことである。

stomach bug

思いがけず大腸がん (bowel cancer) が進行していると知りショックを受けた男性の記事が報道された。

A "fit and healthy" man told by his GP he had a "**stomach bug**" was devastated when it turned out to be stage 4 bowel cancer.

(Independent, 1 April 2023)

　かかりつけの医師から「**ストマック・バグ**」だと言われた「ぴんぴんして健康的な」男性は，ステージ４の大腸がんだとわかり，ショックを受けた。

bug は，特に微生物（microorganism），あるいはウイルス（virus）によって引き起こされる病気を指す語である。この記事に出てくる **stomach bug**（ストマック・バグ）は，*OED* にも口語的な（colloquial）語として収録されている。吐き気や嘔吐の症状があり，下痢を伴うこともある。初出年は 1959 年。

　CDC（米国疾病対策センター）や NHS（英国国民保健サービス）のウェブサイトによると，**stomach bug** はノロウイルス（norovirus）のことで，**stomach flu** とか **winter vomiting bug** などとも呼ばれる。

straight-lined

　看護師が直面する道徳的・倫理的矛盾を取り上げた専門書に，患者が瀕死の状態であることを指すスラングが２つ，患者が死亡したことを指すスラングが３つ紹介されている場面がある。

Here, a dying patient is "**going down the tubes**," "**circling the drain**." The dead have "**bought the farm**," "**straight-lined**," or perhaps "**Marshalled**" —a reference to the name of the building that houses the morgue.

(Daniel F. Chambliss, *Beyond Caring*. The University of Chicago Press, 1996, p. 34)

　そこでは，死にゆく患者は「**トンネルにもぐる** (going down the tubes)」，「**渦に飲み込まれる** (circling the drain)」などと言われ，死者は「**上納金を払った** (bought the farm)」，「**けじめをつけた** (straight-lined)」あるいは遺体を安置する建物の名前を採って「**マーシャル入りした** (Marshalled)」などと言われる。

（浅野祐子（訳）『ケアの向こう側――看護職が直面する道徳的・倫理的矛盾』日本看護協会出版会，2002, p. 45）

　邦訳には原文の英語も併記されていて参考になるが，訳語がわかりにくい部分もある。

　down the tubes は一般に "lost, finished, in trouble" の意味で，**go down the tube(s)** の形で使われることが多い。もとはアメリカ英語。1960年代から使われている (*OED*)。患者について使われれば，患者の容体が悪くなっていくことを表す。

　circle the drain は死が近づいていることを指す表現で，1980年代から医療現場あるいは警察官によって使われる。略語の **CTD** もある (Kipfer and Chapman 2007)。

　buy the farm は「殺される，死ぬ」の意味で，もとは1950年代から米国空軍で使われていた表現。戦闘機で飛ぶことをやめ，農場を購入し，平和に暮らしたいというパイロットの願望に由来するとも言われる (Kipfer and Chapman 2007)。戦闘機が農場に墜落すると賠償金がもらえるが，そのような墜落事故はパイロットの命も奪ってしまうという意味合いもある。

　患者が死亡した場合，心電図 (electrocardiogram) や脳波図 (electroencephalogram) に表示される平坦線は **flatline** と呼ば

れ，死亡した状態を指すのにも使われる。1980 年からは動詞と
しても使われている（*OED*）。この場面出てくる **straight-lined**
は，その意味で使われている。「けじめをつけた」という訳語は
わかりにくい。

Marshall は遺体安置所（morgue）が入る（架空の）建物の名
称で，ここでは品詞転換（conversion）によって，そこに入るこ
とを表す動詞として使われている。

S

sundowner

英和辞典で「《英略式》夕方に飲む 1 杯の酒」（『ジーニアス英和 6』）
のように記述されている **sundowner** という語が，医療分野では
別の意味で使われる。認知症に苦しむ人に見られる失見当識
（disorientation），興奮（agitation），妄想（delusion）などの症状
は，日没から夜間にかけて起こることから **sundowner syn-
drome**（サンダウナー症候群）と呼ばれる。*OED* にも収録されて
おり，初出年は 1975 年。この症候群に苦しんでいる人が **sund-
owner** で，*OED* の初出年は 1979 年である。複数形の **sund-
owners** が **sundowner syndrome** そのものを指す場合もある。
いずれも，もとはアメリカ英語で，主にアメリカ英語。

We frequently referred to these patients as "**sund-
owners**," because their symptoms seemed to escalate at
night.

(Ellen Metz, *Call It*. Bookbaby, 2018, p. 30)

私たちはしばしばこういった患者たちを「**サンダウナーズ**」
と呼んだ。その症状が夜に悪化したからだ。

　このような症状の悪化は **sundowning** と呼ばれ，初出年は 1978 年である（*OED*）。

surgical suite

　「手術室」を表す英語には **operating room** がある。主に米国で使われる語で，初出年は 1831 年である。イギリス英語では，もとは手術を見学する人たちのための劇場（theatre）に似た部屋だったことから **operating theatre**，あるいは単に **theatre** と呼ばれる。前者の初出年は 1824 年，後者は 1660 年頃である（*OED*）。

　次の用例には，**operating suite** も出てくる。

> The **Operating Theatre** (OT) —or **theatre**—also known as the **Operating Room** (OR) or **Operating Suites** [*sic.*] (OS), is the epicenter of surgical drama and action.
>
> (Gulzar Mufti, *Under the Knife*. The Book Guild Ltd, 2016, p. 70)

> **オペレーティング・シアター** (OT) —あるいは**シアター**—**オペレーティング・ルーム** (OR) とか**オペレーティング・スイーツ** (OS) としても知られている—は，外科的ドラマやアクションの中心である。

　suite は，ひとそろいの部屋，あるいは特定の目的のための単一の部屋または部門を指す語で，前に修飾語が来る。*OED* の初出例（1899 年）は，「手術部門」を意味する **operating suite** である。

　ある小説には，母親の手術を待つ主人公の様子が次のように描

かれている。邦訳では「手術室」だが，原文では **surgical suite** が使われている。

Andy was waiting outside the closed doors to the **surgical suite** while the doctors operated on Laura.

(Karin Slaughter, *Pieces of Her*, William Morrow, 2019, p. 35)

アンディは**手術室**の閉じたドアの外で待っていた。ローラがなかで手術を受けている。

（鈴木美朋（訳）『彼女のかけら』（上）ハーパーコリンズ・ジャパン，2018，p. 52）

surgical suite は，1つあるいは複数の手術室とそれに付属する滅菌保管エリア（sterile storage area），手術チームが手指などを消毒する **scrub room** と呼ばれる部屋，術後の患者が入る **recovery room** と呼ばれる部屋などを含むひと続きの区域である（*Mosby's 11*）。

S

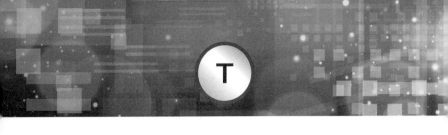

teaching hospital

あるミステリー小説に，**teaching hospital**（ティーチング・ホスピタル）が出てくる場面がある。

Jane said, "Northwestern can't be far from here. They're a **teaching hospital**. They'll know how to take care of —"

(Karin Slaughter, *Pieces of Her*, William Morrow, 2019, p. 485)

ジェインは言った。「ノースウェスタン大学はそんなに遠くない。あそこには**大学病院**がある。きっとアンディを治療してくれる—」

（鈴木美朋（訳）『彼女のかけら』（下）ハーパーコリンズ・ジャパン，2018，p. 229）

邦訳で「大学病院」とされる **teaching hospital** について，英和辞典は次のように記述するが，いくつかの問題点がある。

医大附属病院；研修医のいる病院　　　　　（『ウィズダム英和4』）
教育実習病院《医学生が実習を行なう》　　（『ジーニアス英和6』）
（医学生が実習を行なう）教育実習病院，医大付属病院
　　　　　　　　　　　　　　　　　　　（『コンパスローズ英和』）
（医学生が実習する）教育実習病院，医学部附属病院
　　　　　　　　　　　　　　　　　　（『スーパー・アンカー英和5』）
教育病院《医科大学の付属病院など，学生に医療・看護の研

修を施す医療機関》　　　　　　　　　　　（『リーダーズ英和 3』）

teaching hospital とは，将来，医師，看護師，そのほか関連する医療専門職（allied health professional）となる人のためのトレーニングプログラムを有する病院である（*Taber's 24, Stedman's 7*）。そのようなプログラムがあれば，「大学病院」や「医大附属病院」でなくても **teaching hospital** である。医学の場合は，医学部を卒業した研修医（resident）が専門医学実習を行うわけで，「医学生が実習を行う」というのは適切ではない。「教育実習」という訳語は，教員免許取得のための実習を連想してしまう。*OED* には初出年が 1963 年で収録されているが，医学生が教育を受ける病院としか記述されておらず，不十分である。

なお，**teaching nursing home** とは，看護学生のために老年看護学（gerontological nursing）実習の場を提供するナーシングホームである（*Miller-Keane 7*）。

teching と wrecking

EMS と呼ばれる緊急医療サービス（emergency medical service）の世界で使われるジャーゴンに，**teching**（テッキング）と **wrecking**（レッキング）があるという。

In EMS jargon, the paramedic who is in the back of the ambulance with the patient is ***teching***, and the paramedic who is driving the bus is ***wrecking***. As in "wrecking the vehicle."

(*Anthony Almojera, Riding the Lightning*. Mariner Books, 2022, p. 115)

　EMS のジャーゴンでは，患者と一緒に救急車の後部にいる
パラメディックは**テック**しており，バス（救急車）を運転して
いるパラメディックは**レック**している。「車をレッカー移動す
る」のように。

teching は **EMT**（emergency medical technician）の **techni-**
cian の tech の部分からで，**EMT** として患者に「救急ケアを行
う」という意味である。それに対して，**wrecking** は車を牽引す
る「レッカー車」の **wreck**er の wreck の部分からで，救急車を
牽引する，つまり「救急車を運転する」という意味である。

Thorazine shuffle

　Thorazine（ソラジン）という薬がある。*OED* にも 1954 年の
初例で収録されている，クロルプロマジン（chlorpromazine）と
いう薬の商標名で，統合失調症（schizophrenia）などの治療に使
われる抗精神病薬（antipsychotic）である。
　この薬の服用した患者は，副作用によってゆっくりと足を引き
ずったような歩き方になることがあり，そのような歩き方を
Thorazine（または **thorazine**）**shuffle**（ソラジン・シャッフル）と
呼んでいる (Conlon 2009)。**shuffle** は「足を引きずって歩くこと」
の意味。
　米国 Georgia 州 Atlanta の刑務所内で，受刑者たちが，治療
よりもむしろ管理する目的でこの薬を投与されている様子を伝え
るメディア報道に出てくる。

　Their gait was particularly peculiar, with stiff legs
dragging their feet along, all the while seeming about to

topple. We called this the "**thorazine shuffle**."

(Juvenile Justice Information Exchange, March 16, 2012)

　彼らの足取りは特に独特で，硬直した脚で足を引きずっており，その間ずっと今にも倒れそうだった。私たちはこれを「**ソラジン・シャッフル**」と呼んだ。

| **thunderstorm asthma**

　「喘息」の意味の **asthma** の初出年は，1300 年以前である (*OED*)。**bronchial asthma**（気管支喘息）とも呼ばれる。また，**allergic asthma**（アレルギー性喘息），**childhood asthma**（小児喘息），**exercise-induced asthma**（運動誘発性喘息），**intrinsic asthma**（内因性喘息），**organic dust asthma**（有機粉塵喘息）など，さまざまな種類がある。

　英国の *The Guardian* 紙に，オーストラリアで発生した **thunderstorm asthma**（雷雨喘息）のことが紹介された。

A mass **thunderstorm asthma** event in Melbourne in 2016 claimed at least six lives and led to thousands of people seeking hospital treatment.

(*The Guardian*, 10 November 2022)

　2016 年にメルボルンで発生した大規模な**雷雨喘息**によって，少なくとも 6 人の生命が奪われ，何千人もの人たちが病院での治療を求めた。

2016 年 11 月に *Collins Dictionary* の "New Word Suggestion" で取り上げられた語である。また，*Cambridge Dictionary* も 2017 年 2 月に新語として取り上げている。雷雨の際に水分を

急激に吸収した大気中の花粉が引き金になると考えられている。

▌ **"Time is muscle."** など

　救急医療において受傷後最初の 60 分間は重要で，患者の生死
を左右するこの時間は，**golden hour**（ゴールデン・アワー）と呼
ばれている。

　医療分野には，この表現のほかにも Benjamin Franklin (1706-
1790) の格言 "Time is money." をもとにした表現がある。

　心筋梗塞 (myocardial infarction) の治療では，心臓の冠動脈
(coronary artery) が詰まって血液が供給されない時間が長けれ
ば長いほど，心筋 (cardiac muscle) がダメージを受けてしまう。
少しでも早い治療が重要であることを表す格言が **"Time is
muscle."** である。また，**"Time is brain."** は，脳卒中 (stroke)
の治療も時間とのたたかいであることを表すもので，米国の神経
科医 (neurologist) Camilo R. Gomez が 1993 年に作り出した表
現である。

Most people are familiar with the need for speedy
treatment in stroke, heart attack, and trauma. It is why
ambulances have lights and sirens. The **"golden hour**
of trauma,"** early defibrillation, and the phrases **"time is
muscle"** for coronary care and **"time is brain"** for stroke
care are known to all in EMS.

(Peter Canning, *Killing Season*. John Hopkins University Press,
2021, p. 83)

　ほとんどの人たちは，脳卒中，心臓発作，そして外傷におけ

る迅速な治療の必要性をよく知っている。それが救急車に警告灯とサイレンがついている理由である。「外傷における**ゴールデン・アワー**」，早期の除細動，冠動脈疾患ケアの「**タイム・イズ・マッスル**」と脳卒中ケアの「**タイム・イズ・ブレイン**」のフレーズは，緊急医療サービスの世界にいるすべての人たちに知られている。

心臓，あるいは脳の組織（tissue）を保つことができるかどうかという考え方からすれば，"**Time is tissue.**" となる。

At that time, the saying then becomes "**time is tissue**" and every second counts.

(*Vail Daily*, August 20, 2018)

そのとき，俗にいう「**タイム・イズ・ティシュー**」となり，一刻を争う。

toast

かなりひどく焼けた人や車などを指すスラングに **crispy critter** がある。1960 年代から，もとは軍隊で使われていた。動物の形をした朝食用シリアルの商標名 Crispy Critters から（Kipfer and Chapman 2007）。医療現場では重度の熱傷（burn）患者を指して使われる。すでに死亡している場合もある。文字通りは「カリカリに焼かれた人」である。**crispy batter** とか **krispy kracker** とも呼ばれる（Green 2008）。

また，次のメディア報道から，**toast**（「トースト」）とも呼ばれることがわかる。

Humor that some might find insensitive—sexual jokes, politically incorrect comments or referring to burn patients as **"crispy critters"** or **"toast"**—is one way that relieve the emotional strain of this work.

(*Seattle Post-Intelligencer*, July 18, 1996)

人によっては無神経だと感じるユーモア—性的ジョーク，差別的なコメント，あるいは熱傷患者を「**クリスピー・クリッター**」とか「**トースト**」と呼ぶこと—は，この仕事の精神的緊張をやわらげる一つの方法である。

「重度の熱傷を負った幼児」を指す **toasted toddler** という語もある（Konner 1988）。

train wreck

多くの医療的な問題を抱えていて状態がかなり悪い人を指す語に **train wreck** がある。1980 年代から（Kipfer and Chapman 2007）。ベトナム戦争で衛生兵（medical corpsman）がひどい重傷を負った兵士を指して使った語（Dalzell and Victor 2013）。文字通りは「列車事故」である。

Beside her diabetes, Georgia also suffered from chronic renal failure, hypertension, peripheral vascular disease, congestive heart failure, emphysema, and arthritis. In the parlance of our profession, she was a "Fucking **Train Wreck**."

(Steve Kelly Grayson, *En Route*. Kaplan Publishing, 2009, p. 181)

糖尿病以外にも，ジョージアは慢性腎不全，高血圧，末梢血

管疾患，鬱血性心不全，肺気腫，そして関節炎に苦しんでいた。私たち専門職者の用語で，彼女は「ファッキング・**トレイン・レック**」だった。

trauma junkie

　カタカナ語の「トラウマ」は，「精神的に大きなショックを受けたことの後遺症として後あとまで続く心理的な障害。心的外傷。精神的外傷」（『新明解国語8』）である。英語の **trauma** についても，ほとんどの英和辞典はまずこの意味を示すが，歴史的にみると，**trauma** はまず「外傷，創傷」の意味で使われるようになった。この意味での *OED* の初出年は 1684 年，「心的外傷，精神的外傷」の意味の初出年は 1894 年である。

The word ***trauma*** is used loosely in everyday language, but in strict medical terms, a **trauma** is any injury, accidental or intentional, caused by a harsh object or instrument.

> (Alan Duncan Ross and Harlan Gibbs, *The Medicine of ER*. Basic Books, 1996, p.101)

　「**トラウマ**」という語は，日常の言語では漠然と使われるが，厳密な医学用語では，**トラウマ**は粗い物体または道具によって引き起こされた，不慮のあるいは意図的な，あらゆる損傷である。

head trauma（頭部外傷），**blunt trauma**（鈍的外傷），**sharp trauma**（鋭的外傷），**multiple trauma**（多発外傷）のような外傷の種類を表す語がある。

　また，外傷患者を受け入れる **trauma center**（外傷センター），外傷を負った患者の衣服を迅速に切断するために使う **trauma shears** と呼ばれるはさみ，救急部門で外傷患者を治療する **trauma bay** と呼ばれる区画などもある。

　「麻薬中毒者」の意味の **junkie** には，広く「～に熱中する者」の意味もある。初出年は 1962 年で，*adrenaline junkie*, *media junkie*, *techno-junkie*, *print junkie*, *shopping junkie*, *TV junkie*, *garage-sale junkie*, *lotto junkie* などがある（*OED*）。

　外傷患者のケアを行ってその命を救うことに喜びを感じて熱中する専門職者を **trauma junkie**（トラウマ・ジャンキー）と呼ぶ。例えば，**air ambulance** と呼ばれるヘリコプターや飛行機で外傷患者を搬送しながらケアを行うフライトナース（flight nurse）や，救急車で外傷患者を搬送しながらケアを行うパラメディック（paramedic）は **trauma junkie** である。

　Eddie Palmer, another ambulance ethnographer, describes paramedics and EMTs as "**trauma junkies**."

(Josh Seim, *Bandage, Sort, and Hustle*. University of California Press, 2020, p. 51)

　エディー・パーマーは，救急車に関するもう一人の民族誌学者で，パラメディックや EMT たちを「**トラウマ・ジャンキー**」と表現する。

　trauma magnet（トラウマ・マグネット）という語もある。他のスタッフに比べて，どういうわけか重症外傷患者を担当することが多い医療スタッフを指すスラングで，文字通りは「外傷を引きつける人」である。

　He is what is known in the trade as a '**trauma mag-**

net! He's one of those people who will get the cardiac arrests, car crashes, shootings and stabbings ...

(Tom Reynolds, *Blood, Sweat and Tea*. The Friday Project, 2009, p. 12)

彼は同業者のあいだでいわゆる「**トラウマ・マグネット**」として知られている。心拍停止，自動車衝突事故，銃撃事件，そして刺傷事件（の患者）を引き受けることになる人のひとりなのである。

triple A

オーストラリアの Brisbane のパラメディック（paramedic）たちの姿を描いた作品で，腹痛（abdominal pain）を訴える女性について議論している場面に **triple A**（トリプル A）という語が出てくる。

"Good point. Mind you, she might be pregnant."

"Or have an appendicitis."

"Or a **triple A**."

(Harry Colfer, *The Collected Tales: Ambo Tales from the Frontline*. Harry Colfer Books, 2022, p. 5)

「よい指摘だ。いいかい，彼女は妊娠しているかもしれない」

「あるいは虫垂炎」

「あるいは**トリプル A**」

triple A は，**AAA** の略語で知られる腹部大動脈瘤（abdominal aortic aneurysm）を指して使われることがある（Konner 1988）。女性の腹痛の原因として，妊娠，虫垂炎，そして腹部大動脈瘤の

3つの可能性を考えている場面である。

triple threat

triple threat（「三重の脅威」）は，3つの異なる分野で熟練した人を指す語で，特に演技，ダンス，歌がうまい人を指す語として使われる（*Cambridge Dictionary*）。アメリカンフットボールでは，ランニング，パス，パントキックの三拍子そろった選手。映画では，脚本，制作，監督の三役をこなせる人のこと。ひとつしかこなせない人にとっては「脅威」となる（Green 1987）。

医療の世界では，研究者，臨床医，教師の3役をこなす医師のことである。

> "They hate it," he says, "and they're even afraid of the responsibility, but we've got this ideal that an academic doctor is supposed to be a scientist and a clinician and a teacher"—something called "**the triple threat**."
>
> (David Ewing Duncan, *Residents*. Scribner, 1996, p. 85)

「彼らはそれを嫌う」彼は言う。「そして，その責任を怖がることさえあるが，私たちには，アカデミックな医師とは，研究者であり，臨床医であり，教師であるのが当然であるというこの理想がある」─いわゆる「**ザ・トリプル・スレット**」だ。

コロナ禍以降では，新型コロナウイルス，インフルエンザ，RSウイルスの3つが同時に流行する脅威を指す場合にメディア報道で使われる語でもある。例えば，CNN（December 9, 2022）は，"What to know about the **triple threat** of influenza, Covid and RSV"（「インフルエンザ，コロナウイルス感染症，RSウイルス感

染症という 3 つの脅威について知っておくべきこと」) というタイトルのニュースを報じた。**tripledemic**，あるいは **tridemic** という語も生まれ，*Collins Dictionary* は 2022 年 10 月に "New Word Suggestion" で取り上げた。

TTO

TTO という略語について，*Stedman's 5* から，**to take out** の略語であることはわかる。あるいは，『医学略語コンパクト 2』が「持ち出す（ために）」のような訳語のみを示すが，具体的にどのように使われるのかはわからない。

英国では，患者が退院する際に作成される，入院中の状態を一般医（general practitioner）のためにまとめた文書（summary sheet）のことで，自宅に持ち帰る薬の処方箋の役割も果たす。**TTA**（**to take a**way）とも呼ばれる（*OHFP*）。

The receptionist lets me use her phone and at the other end a nurse says, 'Would you come to the ward and write up some **TTOs**?'

(Jed Mercurio, *Bodies*. Vintage, 2019, p. 317)

受付係が電話を使わせてくれると，電話の向こうで看護師が言う。「病棟に来て，**TTO** を数枚書いて下さいませんか？」

T

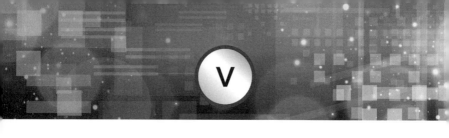

vasculopath

連結形 (combining form) の **-path** は，「〜療法医」を表す場合と「〜病患者」を表す場合がある。*OED* には前者の例として **allopath**（逆症療法医），**homeopath**（ホメオパシー医），**naturopath**（自然療法医），**osteopath**（オステオパシー医）が，後者の例として **psychopath**（精神病質者）と **sociopath**（社会病質者）があげられている。

主治医から **vasculopath** だと宣告された男性の記事が，メディアに掲載された。

"You're a **vasculopath**," my physician declared during a recent appointment. "Is that better or worse than being a **sociopath**?" I replied. We both laughed and moved on to discussing my lungs.

(*Sonoma Valley Sun*, February 6, 2023)

「君は**ヴァスキュロパス**だな」最近予約した診察の際に主治医が断言した。「それって，**ソシオパス**でいるよりもいいのかい，それとも悪いのかい？」私は答えた。私たちは笑ってから，私の肺についての話し合いへと移った。

また，ある救急外科医（emergency surgeon）のストーリーには，この病気が恐ろしいものであることが書かれている。

Mr. Breckenridge was a cantankerous old coot who refused to quit smoking despite being a horrendous **vasculopath**.

(James Cole, *Trauma: My Life as an Emergency Surgeon*. St. Martin's Press, 2011, p. 102)

ブレッケンリッジ氏は，とても恐ろしい**ヴァスキュロパス**であるにもかかわらず，喫煙をやめることを拒否した気難しいけったいな老人だった。

vasculo- は，「血管」の意味の連結形である (*Stedman's* 7)。この **vasclulo-** と「〜病患者」の意味の **-path** から，**vasculopath** は「血管疾患患者」の意味で使われる。

また，「重度の血管疾患」(severe valcular disease) を表す語に **vasculoma** がある (Segen 2006)。**vasculo-** と「腫，瘤」の意味の接尾辞 (suffix) **-oma** からできた語である。

V

vent farm

「人工呼吸器」の意味の **ventilator** は，1879 年から使われている (*OED*)。短縮形の **vent** を使った **vent farm**（ベント・ファーム）という語が米国のメディア報道に出てくる。用例にあるように，亜急性期病棟 (subacute unit) を指して，California 州で使われる語のようである。

The highest number of machines, about 2,300, is in California, where the state has created designated nursing home units for people on life support, officially called subacute units but known pejoratively by some doctors as "**vent farms**."

(California Healthline, April 7, 2020)

　装置の最多数はおよそ 2,300 で，それはカリフォルニア州にあるが，同州はナーシングホームに，生命を維持されている人たちのために指定された病棟を設置してきた。正式には亜急性期病棟と呼ばれているが，医師によっては軽蔑的に「**ベント・ファーム**」として知られているものだ。

vitals

　カナダの看護師が書いたノンフィクション作品に，交通事故の現場を描いた次の場面がある。

Two small children in shock, but **VSS**—vital signs stable. One thirty-something white male, multiple fractures, contusions, possible concussion.　Young white female, appears to be pregnant, **VSA**—vital signs absent.

(Tilda Shalof, *A Nurse's Story*. McClelland & Stewart Ltd., 2004, p. 129)

　幼い子ども 2 人はショック状態だが **VSS**—生命徴候）は安定。30 代の白人男性は多発骨折，打撲，脳しんとうの可能性あり。若い白人女性は妊娠中らしく **VSA**—生命徴候なし。

（山内豊明（監修）・荒木文枝（訳）『ICU 看護師　生と死が分かれる時』西村書店，2006，p. 164）

　vital signs（バイタルサイン）に関係する 2 つの略語が使われている。**vital signs** とは，脈柏数（pulse rate），体温（temperature），呼吸数（respiration rate），血圧（blood pressure）など，

生命の維持に必要な身体機能の指数を表すもの。主に複数形で使われる。この意味での初出年は 1871 年 (*OED*)。

この **vital signs** が安定した (stable) 状態であることを素早く伝えるために使われる略語が，**vital signs stable** の略語 **VSS** である。一般の英和辞典にはない略語であるが，医学分野の略語辞典には収録されている。一方，**vital signs** がない状態であることを示す **vital signs absent** の略語 **VSA** は，*Dorland's 8* や *Stedman's 5* などにも収録されていない。

さて，医学用語の **vital signs** は **vitals** (バイタルズ) とも呼ばれるが，その **vitals** には，一般には「生命維持に必要不可欠な器官」の意味もあり，特に，脳，心臓，肺，肝臓を指すこともある。1610 年頃から (*OED*)。あるいは，(男性の) 生殖器 (genitalia) の意味でも使われる (*Collins Dictionary*, *NOAD3*)。したがって，医療従事者と患者のあいだで誤解が生じる場合がある。

V

"Doctor, wait! Don't see him. I haven't gotten to his **vitals** yet." The man leaped off the table, clutching his crotch, and said, "Lady, no way you're going to touch me!"

(Edward Rosenbaum, *The Doctor*. Ivy Books, 1991, p. 25)

「だめです，先生！ その患者さんはあとにしてください。まだ，**生命徴候**(ヴァイタル) (生殖器の意もある) を確かめてないんです」するとその患者は，下腹を押さえながら診察台の上に飛び起きた。「とんでもない，看護婦さん。おれのあそこに触ろうってのかい！」

(飛田野裕子 (訳)『ドクター』扶桑社，1992，p. 51)

Vitamin H ほか

医師が薬のことをビタミンと呼ぶことがあるという。

"We call the drugs 'vitamins,'" says one veteran ER physician. "There's **vitamin L** for Lorazepam [*sic.*] and **vitamin H** for Haldol."

(Brian Goldman, *The Secret Language of Doctors*. Harper-CollinsPublishers, 2014, p. 113)

「私たちは薬を『ビタミン』と呼ぶ」ある経験豊富な ER の医師が言う。「ロラゼパムを指す**ビタミン L** やハルドールを指す**ビタミン H** がある」

ロラゼパム (lorazepam) はベンゾジアゼピン系の抗不安薬 (anxiolytic) の一般名，ハルドールは抗精神病薬 (antipsychotic) の商標名である。**Vitamin L** の L は lorazepam の頭文字，**Vitamin H** の H は Haldol（あるいは，一般名 haloperidol）の頭文字である。Vitamin（または vitamin）と薬品名の頭文字を組み合わせて，その薬品名を指す言い方である。ひどく動揺している患者や極度の興奮状態にある患者などにそれらの薬を投与する場合に，それらをビタミンと呼ぶことによって患者の気持ちを落ち着かせるために使われる表現である。

なお，**Vitamin L** は抗生物質 (antibiotic) の **Levaquin**，あるいは利尿薬 (diuretic) の **Lasix** を指す場合もある。

Vitamin N は，麻薬拮抗薬 (narcotic antagonist) の **Narcan** を指すのに使われる。

How much Narcan to administer can be a guessing game. The more of a narcotic in a patient's system, the more "**Vitamin N**" is needed.

(Paul D. Shapiro, Paramedic. Bantam Books, 1991, p. 97)

　どれだけナルカンを投与するか，どうなるかわからない場合がある。患者のからだに麻薬が入っていればいるほど，「**ビタミン N**」がよりたくさん必要になる。

Vitamin P は，筋弛緩薬（muscle relaxant）の **P**avulon を意味する場合もあれば，抗うつ薬（antidepressant）の **P**rozac，あるいは 子宮収縮薬（oxytocic）の **P**itocin を意味する場合もある。

... Pavulon is a scary drug, but it really helps patients. Some nurses even all it **Vitamin P**.

<blockquote>(Tilda Shelof, A Nurse's Story. McClelland & Stewwart Ltd., 2004, p. 32)</blockquote>

　「[前略] パブロンは恐ろしい薬だけど，患者にいい効果があるのは確かよ。**ビタミン P** と呼ぶ看護師もいるくらいなの」

<blockquote>（荒木文枝（訳）『ICU 看護師　生と死がわかれる時』西村書店，2006, p. 49）</blockquote>

Vitamin V は，勃起不全（erectile dysfunction）治療薬の **Vi**agra を意味する場合もあれば，抗不安薬の **V**alium，あるいは麻酔薬（anesthetic）の **V**ersed を意味する場合もある。

I managed to acquire some **Vitamin V** from the Pfizer drug rep. When Viagra first arrived on the scene, it was such a solid success, we had to make special requests for samples.

(Dennis Giesbrecht, Pete & Tillie. FriesenPress, 2011, p. 306)

　ファイザーの販売外交員からなんとか**ビタミン V** を少し手に入れた。バイアグラが最初に登場した時，ずっと成功してい

たので，サンプルを手に入れるには特別に頼まなくてはならな
かった。

I ordered a dose of **Vitamin V**—Versed, otherwise
known as midazolam—which put her into a restful slum-
ber.

(James Cole, *Trauma: My Life as an Emergency Surgeon.* St.
Martin's Press, 2011, p. 176)

私は彼女を安らかに眠らせる**ビタミン V**—ミダゾラムの名
前でも知られているヴァーセッド—の投与を指示した。

Vitamin X は，抗不安薬の **X**anax を指して使われる。

She's cured with some **vitamin "X,"** Xanax (a tranquil-
izer).

(Dr. S., *Hot Summer Nights: A Month in the ER.* Writers Club
Press, 2001, p. 150)

彼女は**ビタミン「X」**と呼ばれるザナックス（精神安定薬）で
治療される。

その他にも，次のものがある。

Vitamin K　全身麻酔薬（general anesthetic）の **k**etamine
Vitamin M　非ステロイド系抗炎症薬（nonsteroidal anti-
　　　　　　　inflammatory drug）の **M**otrin；あるいは麻薬
　　　　　　　性鎮痛薬（narcotic analgesic）の **m**orphine
Vitamin Z　抗うつ薬の **Z**oloft；抗感染薬（anti-infective）
　　　　　　　の **Z**osyn

wallet biopsy

　「生検」と呼ばれる **biopsy** は，患部の一部をメスや針などで取って，顕微鏡などで調べる検査で，これによって病気を正確に診断することができる。*OED* にも医学用語として収録されていて，初出年は 1887 年である。用いられる方法とか対象となる組織を示す語と共に使われることが多く，用例には **needle biopsy**（針生検），**liver biopsy**（肝生検），**rectal biopsy**（直腸生検）が含まれている。

　医療現場で使われるスラングには，この **biopsy** の前に **chart**（カルテ）を付けた **chart biopsy** という語がある。患者の現在の状態を理解するために，カルテで古い記録を調べるという意味で，文字通りは「カルテ生検」といったところである（*Urban Dictionary*）。

Any one of those approaches, all such routine parts of the initial patient evaluation that they have standardized labels—"general appearance," "**chart biopsy**," and "past medical history," respectively—would have made clear that by far the most likely cause of Mabel's altered mental status was delirium.

(Lousie Aronson, *Elderhood*. Bloomsbury Publishing, 2021, p. 132)

それらのアプローチのどれも，すべて患者の初期評価のお決

まりの一環で標準化されたラベル—それぞれ，「全身の外観」，「**カルテ生検**」，そして「既往歴」—があり，メイベルの変容した精神状態の原因として最もありそうなのは譫妄だということを明らかにしただろう。

また，biopsy の前に「札入れ」の意味の wallet を付けた wallet biopsy と呼ばれる表現もある。患者を入院させる前，あるいは高額な治療を施す前に，その患者の医療保険への加入の有無や保険適用範囲などを調べることを指すスラングで，文字通りは「財布生検」といったところである (Conlon 2009)。

例えば，手術後に投与する拒絶反応抑制剤 (antirejection drug) にかかる費用を負担できない女性が，心臓移植手術を拒否されたメディア報道に出てくる。

"It happens every day," said Arthur Caplan, a bioethicist at the New York University Langone Medical Center. "You get what I call a '**wallet biopsy**.'"

(ABC News, December 6, 2018)

「毎日起こっていることです」ニューヨーク大学ランゴンメディカルセンターの生命倫理学者アーサー・カプランは言った。「いわゆる『**財布生検**』を受けるんです」

watch and wait

英国のニュースキャスター Kay Burley について，次のような見出しの記事が報じられたことがある。

Kay Burley says her life has been 'haunted' by cancer

in family but that she'd rather **'watch and wait'** than undergo mastectomy

(*The Sun*, 13 Oct 2018)

　ケイ・バーリーは，自分の人生は家族のがんにずっと「怯えてきた」が，乳房切除術を受けるよりもむしろ「観察して待つ」ことにすると話している

　症状が現れたり変化したりするまでは，治療することなく，患者の状態を注意深く観察することを watch and wait と呼ぶ。待機的管理 (expectant management) を指す表現で，**watchful waiting** とも呼ばれる。直腸がん (rectal cancer)，慢性リンパ性白血病 (chronic lymphocytic leukemia) などの治療に関する記事で見られる。

| weak and dizzy

　医療現場の英語表現についての調査・研究が，特殊な分野内だけの議論ではなく，中学校や高等学校の英語教育とも無縁ではないことは，次の例からも明らかである。文部科学省検定済教科書高等学校外国語科用（平成 29 年 2 月 28 日検定済）に提示されている会話の一部である。2 人の生徒が教室で話をしている場面で，体調を気遣う Reina に Chris が答える。

Reina:　Chris, you look sick. What's wrong?

Chris:　Well, I feel **weak and dizzy**. I think I've caught a cold.

(*New ONE WORLD Communication II*, Revised Edition, 教育出版, 2019, p. 49)

　この教科書の脚注では，**weak** は「体がだるい」，**dizzy** は「ふ
らふらする」と，別々に扱って日本語への言い換えを示すだけで
ある。

　weak and dizzy は，医療機関にやって来た患者が自らの症状
について話す場合によく使われる。つまり，患者の主訴 (chief
complaint) を表す典型的な表現である。「力が入らなくてめまい
がする」という訴えである。

This 29-year-old female presented to the emergency
department complaining of feeling **weak and dizzy**.

(*Emergency Physicians Monthly*, December 12, 2012)

　この 29 歳の女性は，からだに力が入らなくてめまいがする
感じがすると訴えながら，救急部門に診察を受けにやって来
た。

　全身がそのような状態なら **weak and dizzy all over**（略語は
WADAO）となる。さらに痛みもあれば，**weak and dizzy and
hurt all over**（略語は **WADHAO**）となる。研修医 (resident)
が主人公の小説にも出てくる。邦訳には「ふらつき」としか書い
てないが，主人公が診るのは「全身に力が入らなくてめまいがす
る」患者である。

Let's see, I had a **"weak and dizzy all over"** and "dif-
ficulty swelling and throat pain."

(Leah Ruth Robinson, *First Cut*. Avon Books, 1998, pp. 264-265)

　ええっと，私の患者は「ふらつき」と「嚥下困難・咽頭痛」
か。

（清水ふみ（訳）『研修医エヴリンと夏の殺人鬼』東京創元社，2005，p.
415）

the weekend effect

　米国では，毎年7月になると医学部卒業生が1年目の研修医 (resident)，すなわちインターン (intern) となる。そして，その7月には，はっきりとした科学的根拠はないものの，研修医たちが実習を行う **teaching hospital** と呼ばれる病院での医療ミスが増加する。この現象は **the July Effect** と呼ばれる。"Don't get sick in July."（「7月には病気になるな」）という言葉もある。

A 2011 study published by the Journal of General Internal Medicine reported a 10% spike in teaching hospital deaths during the month of July due to medical errors.　We call this spike "**The July Effect**" and we attribute it to the influx of new interns and residents.

(CNN, July 4, 2016)

W

　『ジャーナル・オブ・ジェネラル・インターナル・メディスン』誌によって2011年に発表された研究で，教育病院での医療ミスによる7月の死亡数が10パーセント急増するとの報告がなされた。我々はこの急増を「**ザ・ジュライ・エフェクト**」と呼び，新しいインターンやレジデントの流入に原因があると考えている。

　また，週末に入院すると，平日に入院した場合に比べて死亡するリスクが高いという研究結果が出たことから，**the weekend effect** という語も生まれた。

A study published on Monday found that people checking into the hospital over the weekend were more likely to die within 30 days compared to those who were admitted during the week. It's been dubbed "**the weekend effect**" and it's been documented in other studies over the years.

(Today, July 8, 2015)

月曜日に発表された研究によると，週末にかけて入院した人のほうが平日に入院した人に比べて 30 日以内に死亡する可能性が高いということがわかった。それは「**ザ・ウイークエンド・エフェクト**」と名づけられ，長年にわたってほかの研究で立証されてきた。

| went to Chicago

人の「死」を遠回しに表現する婉曲語法（euphemism）にはさまざまなものがある。例えば，看護師が交通事故で母親を亡くした少女のケアをする場面に 2 つの表現が出てくる。

"My father kept sa-saying she was **in hea-heaven**. Whenever I asked where she was, everyone said she's **in a be-better place**."

(Jack Canfield, Mark Victor Hansen, and LeAnn Thieman, *Chicken Soup for the Nurse's Soul*. Health Communications, Inc., 2001, p. 134)

「お父さんは，お母さんは天，**天国にいる**って，いっていたの．私がお母さんはどこにいるの？ って聞くと，いつも，皆，**もっといい所にいる**っていった」

（川原礼子・山田智恵里（監訳）『愛はあなたの手のなかに ナースが贈るこころのチキンスープ』看護の科学社，2008，p. 96）

「天国にいる」の **in heaven** と「もっといい所にいる」の **in a better place** は，いずれも死を表す婉曲語法である (Ayto 2000)。後者は *OED* にも収録されており，特に **go to a better place** などの形で，「死ぬ」の意味で使われる。初出年は 1481 年である。

Patricia Cornwell の小説には，4 つの表現が続けて出てくる場面がある。

"I'm really sorry," Benton says to me, and how ironic that he would resort to a euphemism.

Gone. As in *passed away. No longer with us. Not here anymore.*

(Patricia Cornwell, *Chaos*. William Morrow, 2016, p. 265)

「心から残念に思う」ベントンは私に言った。彼が婉曲表現を使うことがあるなんて，意外だった。

"帰らぬ人になった"。"他界"とか"天に召された"，"この世を去った"と同じことを意味する語。

(池田真紀子訳『烙印』(下) 講談社，2018，p. 120)

gone や **pass away** は英和辞典にも収録されている。「死んだ」の意味での **gone** は 1475 年以前から使われており，**dead and gone** の形で使われることもある。**pass away** は，1400 年以前から使われているが，最初は (人の魂や命が)「からだから出ていく」という意味で，後に (人が)「死ぬ」という意味で使われるようになった (*OED*)。

no longer with us は，特にかつての同僚 (former associate) の場合に使われるという (Holder 2002)。**still with us** であれば，「まだ生きている」という意味になる (Ayto 2000)。

not here anymore をあげるウェブサイトもある。

さて，*The New York Times* に，普段は厳しい主任研修医 (chief

resident）が，指導している 1 年目の研修医（intern）に向かって，末期がんで亡くなった女性について次のように述べる場面が紹介されたことがある。米国 Maryland 州 Baltimore の病院での出来事である。

"That poor woman should have already **gone to Chicago**," he says, trying gamely to convey his empathy.

(*The New York Times*, May 26, 2011)

「かわいそうに，あの女性はもうシカゴに**行ってしまっていてもおかしくないんだよ**」果敢に共感を伝えようとしながら，彼は言う。

患者が亡くなったことを，Baltimore から遠く（約 970km）離れた Illinois 州 Chicago へ行ってしまったと表現している。この記事を書いた Danielle Ofri 医師は，のちにこの表現は地元のスラング表現であると指摘しているが，Marion（1997）も **went to Chicago** が「死亡した」の意味で使われるとしている。Washington, D.C. にある病院の内科研修で使われていたという（Personal communication. July 30, 2019）。米国外の地名を使った **went to China** という言い方もある（Coombs *et al.* 1993）。この表現であれば，米国内のどこで死亡した場合でも「中国へ行ってしまった」として使用可能である。

waiting for the train to Chicago には，「最善の治療を受けているにもかかわらず死が近づいている」の意味があるという（Dunn 1997）。

"wet, wobbly, and wacky"

water on the brain とも呼ばれる水頭症（hydrocephalus）のうち，正常圧水頭症（normal pressure hydrocephalus）の3大症状は，尿失禁，歩行困難，認知障害である。そのような症状があったにもかかわらず，長年にわたり原因がわからないまま，間違って双極性障害（bipolar disorder）の治療を受けてきた23歳の女性が運び込まれた米国 Los Angeles の病院で，治療を担当した救命医がようやく正しい診断を下したという記事が報じられた。

Mitchell mentioned the diagnostic mnemonic she had learned in medical school; "**wet, wobbly and wacky**." She was incredulous as Alison ticked off telltale symptoms of hydrocephalus, many of which dated back years: poor balance, gait problems, personality changes, confusion, fainting, memory lapses and involuntary urination.

(The Washington Post, February 12, 2022)

ミッチェルは，医学部時代に覚えた診断のための記憶法「ウェット・ウォブリー・アンド・ワッキー」のことを話した。彼女はアリソンが紛れもない水頭症の症状を列挙するのが信じられなかったが，なぜならそれらが何年も前にさかのぼるものだったからである。バランスの悪さ，歩行障害，人格の変化，錯乱，失神，記憶力の衰え，そして尿失禁。

wet（濡れた）は尿失禁，**wobbly**（足どりのおぼつかない）は歩行困難，**wacky**（風変わりな）は認知障害を指している。この3つ

の語の順序は入れ替わる場合もある。

| **widow maker**

window-maker について，英和辞典には名詞で「《口語》危険
なもの，命取り《荒馬，銃，強い酒，伐採時に落下してくる枝な
ど》」(『新英和大6』) の説明がある。

　医療現場では，左冠動脈前下行枝 (left anterior descending
coronary artery) の狭窄 (stenosis) が重症化した状態を指すのに
使われる。その血管の閉塞が，一般的に急性心筋梗塞 (acute
myocardial infarction) 後の急死と関連がある (Segen 2006)。夫が
そうなると妻を未亡人にしてしまうことからそのように呼ばれ
る。文字通りは「未亡人製造機」である。一般の英語辞典でも，
Merriam-Webster Online は収録している。ハイフンなしの **wid-
ow maker** とも書く。

My MI had been caused by a blockage in the proximal
left anterior descending coronary artery, nicknamed the
"**widow maker**" because that artery provides oxygen di-
rectly to the heart itself and when it occludes, the result
is almost invariably that the patient dies.

(Gerald Morton, *Never Alone in the Back*. Aaron Book Publish-
ing, 2011, p. 52)

　私の心筋梗塞は，左冠動脈前下行枝近位部の閉塞が原因で起
こっていたが，それは「**ウィドウ・メーカー**」とニックネーム
がついていた。なぜなら，その動脈は酸素を直接心臓へ送って
おり，それが閉塞すると，その患者はほぼ亡くなるからだ。

WOFTAM

　もともと軍隊俗語 (military slang) であったものが医療分野で使われるようになった頭字語 (acronym) に **FUBAR**, **BOHI-CA**, **SNAFU** があった (Goldman 2015)。

　次の場面では，耳の痛みが 2 週間続いて電話をかけてきた女性患者を指して，パラメディック (paramedic) が **WOFTAM** という語を使っている。これは **W**aste **O**f **F**ucking **T**ime **A**nd **M**oney の頭字語である (Conlon 2009)。重病ではないその程度の患者をわざわざ救急車で搬送するのは「時間と金の無駄」だと言っているわけである。かつて，オーストラリアの軍隊で正規兵 (regular) が予備兵 (reservist) を指すのに使われていたスラングであるという (Garfield 2006)。

　　'Two weeks with earache and she calls us?　Fucking hell, what a **WOFTAM**' Andy continues ...

　　　(Simon Lloyd, *Self Inflicted Wounds*. Kindle Direct Publishing, 2014, p. 118)

　　「耳の痛みが 2 週間で，彼女は俺たちを呼ぶのかよ？　くそっ，なんという **WOFTAM** だ」アンディは続ける [後略]

Workstation on Wheels

　米国の看護師を描いたノンフィクションに，医師たちがソーシャル・ワーカー (social worker) に対してどのような態度をとるかについて取り上げている場面がある。

They'll call a social worker ... for **Meals on Wheels**,
but they don't want a social worker seeing a patient
who's depressed or whose spouse isn't providing
enough emotional support.

(Peggy Anderson, *Nurse*. Berkley Books, 1979, p. 259)

彼らは [中略] **車椅子での食事**を頼むためだったら，ソーシ
アル・ワーカーを呼ぶ。しかし彼らは滅入りこんでいる患者
や，配偶者から十分な精神的な支えが得られない患者に，ソー
シアル・ワーカーが会うのを望まないのである。

(中島みち (訳)『ナース　ガン病棟の記録』時事通信社，1994, p.
261)

meals on wheels は，家から出ることのできない (house-
bound) 病人，高齢者，身体の不自由な人などに対して温かい食
事を車で配達するプログラムの名称である。*OED* にも収録され
ている語で，初出年は 1926 年である。邦訳には「車椅子での食
事」とあるが，車椅子に座って食事をするかどうかはわからない。
"X(-)on(-)wheels" の表現形式については，すでに山田
(1986) が取り上げて検討している。医療分野でも **Nurses on
Wheels**, **Doctors on Wheels**, **Clinics on Wheels** のように，
「車で移動する」看護師，医師，クリニックを指す表現がある。

on wheels は「車輪付きの」の意味でも使われるが，英国のタ
ブロイド紙 *Daily Mail* によると，ある病院で **Computer on
Wheels** の呼び名を **Workstation on Wheels** (WOW) に変更
しなければならなくなったという。その機器を必要としている病
院スタッフが 'Bring that **cow** over here.' と叫ぶと，それを聞い
た患者が不安に感じる恐れがあるからだという。つまり，病院ス
タッフが **Computer on Wheels** のつもりで発した **COW** が，

患者には「牛」の意味で伝わるということである。

Staff at Addenbrooke's in Cambridge have introduced '**Computers on Wheels**'—affectionately known as **CoWs** [*sic.*]—on to their wards.

...

An Addenbrooke's spokesman said: '**Computer on Wheels** is now **Workstation on Wheels** or **WoW** [*sic.*] to prevent any unwitting offence to patients.'

(*Daily Mail*, 13 September 2014)

ケンブリッジにあるアデンブルックズ病院のスタッフは「**コンピューター・オン・ホイールズ**」—愛情をこめて**カウズ**として知られている—を病棟に導入してきた。

[中略]

アデンブルックズ病院のスポークスマンは言った。「**コンピューター・オン・ホイールズ**は，無意識に患者さんたちを傷つけることを防ぐため，現在は**ワークステーション・オン・ホイールズ，ワウ**となっています」

W

zebra hunter

米国の一般大衆紙 *USA Today* に，"kissing bug" と呼ばれる
吸血虫のオオサシガメを媒介して感染するシャーガス病 (Chagas
disease) の危険性が伝えられたことがある。米国内でも 30 万人
が感染している可能性があるが，主に中南米で発生するため，米
国の医師はこの病気を見逃すことがあるという。その理由につい
て次のように書かれている。

Doctors are taught, "**when you hear hoofbeats, think
of horses, not zebras**. Chagas is a zebra."

(USA Today, June 24, 2021)

　医師たちは，「**ひづめの音を聞いたら，馬を思い浮かべろ，
シマウマじゃないぞ**。シャーガス病はシマウマだ」と教えられ
ている。

"**When you hear hoofbeats, think of horses, not zebras.**"
とは，医学教育で，病気の診断を下す場合には論理的なアプロー
チをすべきであり，突飛な診断に飛躍してはならないことを戒め
る警句 (aphorism) である (Segen 2006)。ひづめの音 (hoofbeat)
を耳にしたら「馬」だろうと思うのが普通で，アフリカにしか生
息しない「シマウマ」を思い浮かべるのは突飛な連想だというも
の。Dr. Theodore Woodward (1914–2005) が 1940 年代に造り
出した表現。シャーガス病は，米国内では「馬」ではなく「シマ

ウマ」のような存在なのである。

　ノンフィクションや小説でも，形を変えてたびたび引用される。

"**Think horses, not zebras**" is an axiom of medical diagnosis.

> (René Müller, *Psych ER*. The Analytic Press, 2003, p. 159)

　「**馬だと思え，シマウマだと思うな**」は，医学診断の原則である。

> （田中芳文（訳）『アメリカ精神科 ER―緊急救命室の患者たち』新興医学出版社，2007, p. 205)

If you hear hoofbeats, look for horses.

> (Patricia Cornwell, *Cruel & Unusual*. Avon Books, 1994, p. 40)

　ひづめの音が聞こえたらシマウマでなく馬を捜せって。

> （相原真理子（訳）『真犯人』講談社，1993, p. 56)

　この警句から，**zebra hunter**（ゼブラ・ハンター）は「普通ではない病気をさがす医師」ということになる。

She said she used to be called the "**zebra hunter**" in medical school because she was always looking for unusual diagnoses.

> (*The New York Times*, November 18, 2011)

　いつも普通でない診断をさがしていたので，医学部時代は「**ゼブラ・ハンター**」とよく呼ばれていたと，彼女は言った。

　必ずしも悪い意味で使われるとは限らない。例えば，ドライマウス（dry mouth）と呼ばれる口腔乾燥症の症状がある場合，糖尿病（diabetes）が「馬」で，シェーグレン症候群（Sjögren's syndrome) は「シマウマ」であるが, 糖尿病の診断を確定できない場合は, その他の可能性を考える必要があり, それができる内科医 (internist) は究極の **zebra hunter** だという (Duling 2021)。

参考文献

英語辞書

ACOD = Australian Concise Oxford Dictionary. 5th edition. South Melbourne, Victoria: Oxford University Press. 2009.

AND2 = The Australian National Dictionary. 2nd edition. 2 vols. South Melbourne, Victoria: Oxford University Press. 2016.

Cambridge Dictionary = Cambridge Dictionary Online. Cambridge: Cambridge University Press & Assessment. 2023. <https://dictionary.cambridge.org/dictionary/>

Collins Dictionary = Collins Dictionary Online. Glasgow: HarperCollins Publishers. 2023. <http://www.collinsdictionary.com/dictionary/english>

Dorland's 7 = Dorland's Dictionary of Medical Acronyms & Abbreviations. 7th edition. Philadelphia, PA: Elsevier. 2016.

Dorland's 8 = Dorland's Dictionary of Medical Acronyms & Abbreviations. 8th edition. Philadelphia, PA: Elsevier. 2023.

DOT = Dictionary of Occupational Titles. 4th edition. 2 vols. Washington, D.C.: U.S. Department of Labor. 1991.

Farlex = The Farlex Idioms and Slang Dictionary. Huntingdon Valley, PA: Farlex International. 2017.

MD4 = Macquarie Dictionary. 4th edition. Macquarie University, Sydney: The Macquarie Library Pty Ltd. 2005.

Merriam-Webster's Medical = Merriam-Webster's Medical Dictionary. Springfield, MA: Merriam-Webster, Inc. 2016.

Merriam-Webster Online. Springfield, MA: Merriam-Webster. 2023. <http://www.merriam-webster.com/>

Miller-Keane 7 = Miller-Keane Encyclopedia & Dictionary of Medicine, Nursoing, & Allied Health. 7th edition. Philadelphia, PA: Saunders. 2003.

Mosby's 11 = Mosby's Dictionary of Medicine, Nursing & Health Pro-

fessions. 11th edition. St. Louis, MO: Elsevier. 2022.

MWALED = Merriam-Webster's Advanced Learner's English Dictionary. Springfield, MA: Merriam-Webster. 2017.

NOAD3 = New Oxford American Dictionary. 3rd edition. New York: Oxford University Press. 2010.

OALD = Oxford Advanced Learner's Dictionary. Oxford: Oxford University Press. 2023. <https://www.oxfordlearnersdictionaries.com/definition/english>

OED = The Oxford English Dictionary Online. Oxford: Oxford University Press. 2023. <https://www.oed.com/>

OHFP = Oxford Handbook for the Foundation Programme. Oxford: Oxford University Press. 2005.

Stedman's Australia and New Zealand 6 = Stedman's Medical Dictionary for the Health Professions and Nursing. Australia and New Zealand edition. Illustrated 6th edition. Philadelphina, PA: Wolters Kluwer Health|Lippincott Williams & Wilkins. 2008.

Stedman's 5 = Stedman's Medical Abbreviations, Acronyms & Symbols. 5th edition. Baltimore, MD: Wolters Kluwer Health|Lippincott Williams & Wilkins. 2013.

Stedman's 7 = Stedman's Medical Dictionary for the Health Professions and Nursing. Illustrated 7th edition. Phildelphia, PA: Wolters Kluwer Health | Lippincott Williams & Wilkins. 2012.

Stedman's 28 = Stedman's Medical Dictionary. 28th edition. Baltimore, MD: Lippincott Williams & Wilkins. 2006.

Taber's 22 = Taber's Cyclopedic Medical Dictionary. 22nd edition. Philadelphia, PA: F. A. Davis. 2013.

Taber's 24 = Taber's Cyclopedic Medical Dictionary. 24th edition. Philadelphia, PA: F. A. Davis. 2021.

Urban Dictionary = Urban Dictionary. 1999–2023. <https://www.urbandictionary.com/>

Vera Pyle's 10 = Vera Pyle's Current Medical Terminology. 10th edition. Modesto, CA: Health Professions Institute. 2005.

Webster's New World Medical 3 = Webster's New World Medical Dictionary. 3rd edition. Hobeken, NJ: Wiley Publishing, Inc. 2008.

日本語辞書

『医学英和 2』=『研究社医学英和辞典』第 2 版. 研究社, 2008.

『医学略語 4』=『医学略語辞典』第 4 版. 金芳堂, 2011.

『医学略語コンパクト 2』=『医学略語コンパクト』第 2 版. 医歯薬出版, 2018.

『ジーニアス英和 6』=『ジーニアス英和辞典』第 6 版. 大修館書店, 2023.

『ウィズダム英和 4』=『ウィズダム英和辞典』第 4 版. 三省堂, 2019.

『コアレックス英和 3』=『コアレックス英和辞典』第 3 版. 旺文社, 2018.

『コンサイスカタカナ語 5』=『コンサイスカタカナ語辞典』第 5 版. 三省堂, 2020.

『コンパスローズ英和』=『コンパスローズ英和辞典』研究社, 2018.

『ジーニアス英和 6』=『ジーニアス英和辞典』第 6 版. 大修館書店, 2023.

『新英和大 6』=『新英和大辞典』第 6 版. 研究社, 2002.

『新英和中 7』=『新英和中辞典』第 7 版. 研究社, 2003.

『新明解国語 8』=『新明解国語辞典』第 8 版. 三省堂, 2020.

『スーパー・アンカー英和 5』=『スーパー・アンカー英和辞典』第 5 版 新装版. 学研プラス, 2021.

『脊椎脊髄用語 6』=『脊椎脊髄用語事典』改訂第 6 版. 南江堂, 2020.

『プラクティカル医学略語 8』=『プラクティカル医学略語辞典』第 8 版. 南山堂, 2022.

『プログレッシブ英和中 5』=『プログレッシブ英和中辞典』小学館, 2012.

『ポケット医学英和 3』=『ポケット医学英和辞典』第 3 版. 医学書院, 2017.

『リーダーズ英和 3』=『リーダーズ英和辞典』第 3 版. 研究社, 2012.

その他の辞書・著書・論文等

Adams, James G. (2008) *Emergency Medicine*, Saunders, Philadelphia.

Ayto, John (2000) *Bloomsbury Dictionary of Euphemisms*, revised edition, Bloomsbury, London.

Birkett, Peter (2001) *Psychiatry in the Nursing Home*, 2nd edition, The

Haworth Press, New York.

Brown, Mark (1996) *Emergency! True Stories from the Nation's ERs*, Villard Books, New York.

Conlon, Patrick (2009) *The Essential Hospital Handbook: How to Be an effective Partner in a Loved One's Care*, Yale University Press, New Haven, CT.

Coombs, Robert H., Sangeeta Chopra, Debra R. Schenk and Elaine Yutan (1993) "Medical Slang and Its Functions," *Social Science & Medicine* 36(8), 987–998.

Dale, Natalie (2021) *A Writer's Guide to Medicine, Volume 1: Setting & Character*, Ranunculus Press, Hillsboro, OR.

Dale, Natalie (2022a) *A Writer's Guide to Medicine, Volume 2: Ilness & Injury*, Ranunculus Press Hillsboro, OR.

Dale, Natalie (2022b) *Doc Talk: Medical Slang & Terminology for Writers*, Ranunculus Press, Hillsboro, OR.

Dalzell, Tom and Terry Victor (2013) *The New Partridge Dictionary of Slang and Unconventional English*, 2nd edition, 2 vols, Routledge, London and New York.

Dickson, Paul (2006) *Slang: The Topical Dictionary of Americanisms*, Walker & Company, New York.

Duling, Reggie (2021) *ER Doc: Defining Moments of a Career in Emergency Medicine*, Independently published.

Dunn, Jerry (1997) *Idiom Savant*, Henry Holt and Company, New York.

Elsobky, Yasmin (2019) "The Story behind Drug Trade Names; a Deeper Insight into the Pharmaceutical Market," *BMJ Evidence-Based Medicine* 24, A32-A33.

Friedland, Josh (2015) *Eatymology: The Dictionary of Modern Gastronomy*, Sourcebooks, Naperville, IL.

Garfield, Ray (2006) *Australian Military Slang: A Dictionary*, Independently published.

Gawande, Atul (2007) *Better: A Surgeon's Notes on Performance*, Metropolitan Books, New York.〔原井宏明(訳)(2013)『医師は最善を尽くしているか　医療現場の常識を変えた11のエピソード』み

すず書房.〕

Goldman, Brian（2014）*The Secret Language of Doctors: Cracking the Code of Hospital Slang*, HarperCollins, Toronto.

Goldman, Brian（2015）"Derogatory Slang in the Hospital Setting," *AMA Journal of Ethics* 17(2), 167–171. <https://journalofethics. ama-assn.org/article/derogatory-slang-hospital-setting/2015-02>

Green, Jonathon（1987）*Dictionary of Jargon*, Routledge & Kegan Paul, New York.

Green, Jonathon（2008）*Chambers Slang Dictionary*, Chambers, Edinburgh.

Green, Jonathon（2010）*Green's Dictionary of Slang*, 3 vols., Chambers, London.

Holder, R. W.（2002）*How Not to Say What You Mean: A Dictionary of Euphemisms*, Oxford University Press, New York.

Hunter, Tim B., Mihra S. Taljanovic and Jason R. Wild（2017）*Radiologic Guide to Orthopedic Devices*, Cambridge University Press, Cambridge.

Kipfer, Barbara Ann and Robert L. Chapman（2007）*Dictionary of American Slang*, 4th edition, HarperCollins, New York.

Kirkpatrick, Betty（1996）*Dictionary of Cliché*, Bloomsbury, London. 〔柴田元幸（監訳）（2000）『英語クリシェ辞典　もんきりがた表現集』研究社出版.〕

Konner, Melvin（1988）*Becoming a Doctor: A Journey of Initiation in Medical School*, Penguin Books, New York.

Kyff, Rob（2021）*Mark My Words*, Creators Publishing, Hermosa Beach, CA.

Lighter, J. E.（1994）*Random House Historical Dictionary of American Slang*, Vol. I, A-G, Random House, New York.

Lighter, J. E.（1997）*Random House Historical Dictionary of American Slang*, Vol. II, H-O, Random House, New York.

Marion, Robert（1997）*Rotations: The Twelve Months of Intern Life*, HarperCollins, New York.〔田中芳文（訳）（2004）『アメリカ新人研修医の挑戦　最高で最低で最悪の 12 カ月』西村書店.〕

McIntosh, James Christopher（2021）*A Visual Narrative of Paramedic*

Identity in Alberta, A Dissertation Submitted to the College of Interdisciplinary Studies in Partial Fulfilment of the Requirements for the Degree of Doctor of Social Sciences. Royal Roads University, Victoria, British Columbia, Canada.

Meyer, Peter (1994) *Medicalese: A Humorous Medical Dictionary*, Avian-Cetacean Press, Wilmington, NC.

Ofri, Danielle (2017) *What Patients Say, What Doctors Hear*, Beacon Press, Boston.［原井宏明・勝田さよ（訳）（2020）『患者の話は医師にどう聞こえるのか　診察室のすれちがいを科学する』みすず書房.］

Porta, Miquel (2014) *A Dictionary of Epidemiology*, 6th edition, Oxford University Press, New York.

Poteet, Lewis and Jim Poteet (2000) *Car & Motorcycle Slang*, toExel, Lincoln, NE.

Purroy, Janine (1996) *Behind the Scenes at ER*, Ebury Press, London.

Quinion, Michael (2002) *Ologies and Isms: A Dictionary of Word Beginnings and Endings*, Oxford University Press, New York.

Robbins, Alexandra (2015) *The Nurses: A Year of Secrets, Drama, and Miracles with the Heroes of the Hospital*, Workman Publishing, New York.

Rowe, Bruce M. and Diane P. Levine (2023) *A Concise Introduction to Linguistics*, 6th edition, Routledge, New York.

Sanders, Mick J. (2012) *Mosby's Paramedic Textbook*, 4th edition, Elsevier, St. Louis, MO.

Segen, Joseph C. (1995) *Current Med Talk: A Dictionary of Medical Terms, Slang & Jargon*, Appleton & Lange, Stamford, CT.

Segen, Joseph C. (2006) *Concise Dictionary of Modern Medicine*, McGraw-Hill, New York.

Spears, Richard A. (2006) *McGraw-Hills's Dictionary of American Slang and Colloquial Expressions*, 4th edition, McGraw-Hill, New York.

Stašková, Naděžda (2012) "English Back-formation in the 20th and the Early 21st Centuries," *Linguistica Pragensia* 22(2), 98-121. <https://core.ac.uk/reader/295570195>

Talbot, Simon G. and Wendy Dean (2018) "Physicians aren't 'burning out.' They're suffering from moral injury," STAT, July 26, 2018. <https://www.statnews.com/2018/07/26/physicians-not-burning-out-they-are-suffering-moral-injury/>

Taylor, Robert B. (2016) *White Coat Tales: Medicine's Heroes, Heritage, and Misadventures*, 2nd edition, Springer, New York.

Thorne, Tony (2014) *Dictionary of Contemporary Slang*, 4th edition, Bloomsbury, London.

Titelman, Gregory (2000) *America's Popular Sayings*, Gramercy Books, New York.

Vukmir, Rade B. (2018) *Legal Issues in Emergency Medicine*, Cambridge University Press, Cambridge.

Waisel, David B. (2000) "The Hazards of 'Hanging Crepe' or Stating Overly Pessimistic Prognoses," *The Journal of Clinical Ethics* 11 (2), 171–174.

Wanner, Greg (2009) *Layman's Terms: The Humorous Guide to Medical Misinterpretation*, iUniverse, Inc., Bloomington, IN.

テオ，アラン R.・ジェイ・スターキー（2011）「研修医の長時間労働問題への対策——アメリカにおける『ナイト・フロート』制度——」『医学教育』42 (2)，81–87.

竹田 節（1989）『ナースの時代』サイマル出版会.

山田政美（1986）『アメリカ英語の最新情報』研究社出版.

山田政美（1993）『現代アメリカ英語を追って』こびあん書房.

コーパス

BNC＝British National Corpus
　　〈https://www.english-corpora.org/bnc/〉

COCA＝Corpus of Contemporary American English
　　〈https://www.english-corpora.org/coca/〉

主な初出一覧

　本書には，以下の論文や辞典で取り上げた項目も含まれているが，その後の調査や検討によって，大幅に加筆・修正している。

田中芳文（2017）「現代アメリカ英語の諸相：医療現場の英語表現を探る」『島根大学外国語教育センタージャーナル』第 12 号，pp. 33-44.

田中芳文（2017）「現代アメリカ英語の諸相：医療現場の英語表現を解明する」『英語の言語と文化研究』第 29 号，pp. 1-17.

田中芳文（2018）「医療現場の英語表現と背景文化を探る」『英語の言語と文化研究』第 31 号，pp. 207-221.

田中芳文（2019）「英語医療語の言語と文化を探る」『島根県立大学松江キャンパス研究紀要』第 58 号，pp. 97-102.

田中芳文（2019）「オーストラリア英語における医療語――『ことばと文化』を探る」『日本医学看護学教育学会誌』第 28 号，No. 2, pp. 41-47.

田中芳文（2020）「英語医療語の言語と文化を解明する」『島根県立大学松江キャンパス研究紀要』第 59 号，pp. 101-108.

田中芳文（2020）「医療現場の英語表現――『ことばと文化』を探る」『日本医学看護学教育学会誌』第 28 号，No. 3, pp. 47-54.

田中芳文（2020）「イギリス英語における医療語――医療スラングの『ことばと文化』を探る」『日本医学看護学教育学会誌』第 29 号，No. 2, pp. 22-25.

田中芳文（2021）「医療現場の英語表現――『ことばと文化』を探究する」『島根県立大学松江キャンパス研究紀要』第 60 号，pp. 121-128.

田中芳文（2021）「医療現場の英語表現――『ことばと文化』の謎を解く」『日本医学看護学教育学会誌』第 30 号，No. 1, pp. 40-44.

田中芳文（2021）「医療現場の英語表現――医療スラングの『ことばと文化』を解明する」『日本医学看護学教育学会誌』第 30 号，No. 2, pp. 29-33.

田中芳文（2022）「医療現場の英語表現――『ことばと文化』を解明する」『島根県立大学松江キャンパス研究紀要』第 61 号，pp. 101-108.

田中芳文（2022）『医療現場の英語辞典』補遺版．英語の言語と文化研究会．

田中芳文（2023）「現代アメリカ英語における医療語——カリン・スローターの英語と背景文化を探る」『島根県立大学松江キャンパス研究紀要』第 62 号，pp. 103–110.

田中芳文（2023）「英語メディア報道における医療語」『英語の言語と文化研究』第 42 号，pp. 1–25.

山田政美・田中芳文（2000）『英和メディカル用語辞典』講談社インターナショナル.

山田政美・田中芳文（2006）『医療英語がおもしろい——最新 Medspeak の世界——』医歯薬出版.

山田政美・田中芳文（2016）『医療現場の英語辞典』三省堂.

索 引

1. 英語索引と日本語索引を掲載した。
2. 太字は大見出し語を，数字はページ数字を表す。

英語索引

日本語索引

田中　芳文（たなか　よしふみ）

　島根県松江市生まれ。岡山大学大学院教育学研究科修了。現在，島根県立大学教授。専門は，英語学・社会言語学。
　主な業績：〔辞書〕『英和メディカル用語辞典』（共著，講談社インターナショナル，2000），『プロフェッショナル英和辞典』（生命科学編）（分担執筆，小学館，2004），『医療英語がおもしろい──最新 Medspeak の世界──』（共著，医歯薬出版，2006），『英和ブランド名辞典』（共著，研究社，2011），『犯罪・捜査の英語辞典』（共著，三省堂，2012），『小学館 オックスフォード 英語コロケーション辞典』（分担翻訳執筆，小学館，2015），『医療現場の英語辞典』（共著，三省堂，2016）など。〔翻訳書〕『アメリカ新人研修医の挑戦』（西村書店，2004），『看護師_{ナース}がいなくなる？』（西村書店，2005），『アメリカ精神科 ER　緊急救命室の患者たち』（新興医学出版社，2007），『外科研修医_{レジデント}　熱き混沌_{カオス}』（医歯薬出版，2008），『ドクターヘリ　救命飛行_{フライト}）』（医歯薬出版，2009），『新生児集中治療室　NICU』（医歯薬出版，2015），『看護師として生きる　自分の選択』（西村書店，2016）など。

医療現場の英語表現　　　　　　　　　　　　　　　＜仕事力・趣味力アップ 英語塾シリーズ＞

2024 年 1 月 16 日　第 1 版第 1 刷発行

著作者　　田中芳文
発行者　　武村哲司
印刷所　　日之出印刷株式会社

発行所　　株式会社　開 拓 社
　　　　　　　　　〒112-0013 東京都文京区音羽1-22-16
　　　　　　　　　電話　（03）5395-7101（代表）
　　　　　　　　　振替　00160-8-39587
　　　　　　　　　http://www.kaitakusha.co.jp

ⓒ 2024 Yoshifumi Tanaka　　　　　ISBN978-4-7589-1153-5　C0382